肾内科疾病
鉴别诊断与治疗

SHENNEIKE JIBING

JIANBIE ZHENDUAN YU ZHILIAO

主编 王桂云 姜晓凤 刘晓莉 苗立慧

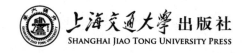

上海交通大学出版社

SHANGHAI JIAO TONG UNIVERSITY PRESS

内容提要

本书系统地介绍了泌尿系统结构与生理功能，肾小球疾病、肾小管-间质疾病、肾血管疾病、肾脏感染性疾病及慢性肾衰竭的相关疾病，包括其病因、病理、临床表现、辅助检查、诊断和治疗方法等。本书可作为各基层医师、进修医师和医学院校学生学习之用。

图书在版编目（CIP）数据

肾内科疾病鉴别诊断与治疗 / 王桂云等主编. --上海 : 上海交通大学出版社，2023.12
ISBN 978-7-313-29592-7

Ⅰ. ①肾… Ⅱ. ①王… Ⅲ. ①肾疾病－诊疗 Ⅳ. ①R692

中国国家版本馆CIP数据核字（2023）第205435号

肾内科疾病鉴别诊断与治疗
SHENNEIKE JIBING JIANBIE ZHENDUAN YU ZHILIAO

主　　编：	王桂云　姜晓凤　刘晓莉　苗立慧			
出版发行：	上海交通大学出版社	地　　址：	上海市番禺路951号
邮政编码：	200030	电　　话：	021-64071208
印　　制：	广东虎彩云印刷有限公司		
开　　本：	710mm×1000mm　1/16	经　　销：	全国新华书店
字　　数：	200千字	印　　张：	11.5
版　　次：	2023年12月第1版	插　　页：	2
书　　号：	ISBN 978-7-313-29592-7	印　　次：	2023年12月第1次印刷
定　　价：	198.00元		

编委会

主　编

王桂云　姜晓凤　刘晓莉　苗立慧

副主编

田永明　方桂馨　宋慧芳　张　晴

编　委（按姓氏笔画排序）

王桂云（山东省郓城诚信医院）

方桂馨（广东省博罗惠博医院）

田永明（天津中医药大学第一附属医院）

刘晓莉（山东省枣庄市山亭区人民医院）

宋慧芳（山西省长治市中医医院）

张　晴（河南省郑州大学第一附属医院）

苗立慧（山东省泰安市第一人民医院）

胡海涛（河南信合医院）

姜晓凤（山东省枣庄市立医院）

主编简介

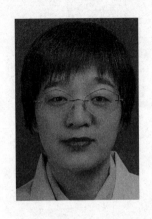

◎ 王桂云

女，1974年生，毕业于滨州医学院，临床医学专业，现就职于山东省郓城诚信医院，现任山东血液净化血管通路医师分会青年委员会委员、山东省研究型医院协会风湿病学分会委员、山东省老年学会遗传与衰老预防保健委员。擅长各种原发性和继发性肾脏疾病，如急慢性肾小球肾炎、肾病综合征、狼疮性肾炎、糖尿病肾病、高血压与药物性肾损伤、多囊肾、急慢性肾功能衰竭的诊治及替代治疗，如血液透析及相关并发症的处理，熟知肾穿刺适应证及禁忌证，并能熟练掌握中心静脉置管等操作。发表论文6篇，出版著作3部。

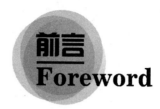

前言
Foreword

　　近年来,公共卫生学及医学专家均已认识到,肾脏病尤其是慢性肾脏病已经成为一种威胁全世界公共健康的主要疾病。从全世界尤其是发展中国家的情况来看,慢性肾脏病的防治正面临严峻的挑战。这种挑战主要表现在慢性肾脏病具有患病率高、并发心血管疾病率高和死亡率高"三高"特点,以及知晓率低、防治率低和并发心血管疾病认知率低"三低"特点。再加上肾内科疾病的病因复杂,症状相对隐蔽,早期不易被发现,一旦发展到肾衰竭,患者的生命就会受到严重威胁。随着现代医学技术的快速发展,临床上对肾内科疾病发病机制的解析和新型临床诊疗技术的研究取得了很大进展,涌现出一些新技术、新方法、新思路。为了使临床医师不断提高对肾内科疾病的诊断、治疗和预防的技术水平,减少患者痛苦、提高生活质量、延长寿命,满足广大医务人员的需求,我们组织编者编写了《肾内科疾病鉴别诊断与治疗》一书。

　　本书从实用的角度出发,系统地介绍了泌尿系统结构与生理功能相关的基础内容;对肾小球疾病、肾小管-间质疾病、肾血管疾病、肾脏感染性疾病及慢性肾衰竭的相关内容进行了详细叙述,包括病因、病理、临床表现、辅助检查、诊断和治疗方法等。本书的编写注重临床与基础相结合,紧跟肾内科学发展的前沿,突出科学性和临床实用性,对临床肾内科医务工作者处理相关问题具有一定的参考价值,也可作为各基层医师、进修医师和医学院校学生学习之用。

编者精心规划,认真编写,投入了大量的时间和精力,力求内容科学、准确。但由于医学发展迅速,内容不断更新,再加上编者的水平有限,书中难免存在不足和疏漏之处,恳请广大读者批评指正。

《肾内科疾病鉴别诊断与治疗》编委会

2023 年 1 月

目录
Contents

泌尿系统结构与生理功能

第一节　泌尿和生殖系统解剖及细微结构

泌尿和生殖系统是由肾、输尿管、膀胱、尿道、生殖器等组成的。生殖器官男、女各有差异。

一、肾脏

(一)肾脏的解剖位置

人的肾脏位于腹膜后脊柱两侧,左右各一,紧贴后腹壁。前面有后腹膜覆盖,属于腹膜外器官。肾脏的上下长轴向外斜,左肾上极约平第十一胸椎下缘,左肾下极平第二腰椎下缘;右肾上邻肝脏缘,故略低于左肾 1~2 cm,右肾上极平第十二胸椎,右肾下极平第三腰椎。第十二肋正好斜过左肾后面的中部或右肾后面的上部。在腰背部竖脊肌的外侧缘与第十二肋之间的脊肋角,称为肾区。肾的位置,有一定个体差异性。一般来讲,女性低于男性,儿童低于成人,新生儿肾脏下端有时可达髂嵴附近。呼吸时肾脏上下移动 2~3 cm,移动超过 5 cm 者可定为游离肾。肾脏与周围组织和内脏的关系在肾病患者检查诊断时有一定意义。双侧肾脏上极可借横膈肌与胸腔相隔,后下 2/3 由内向外与腰大肌、腰方肌、腹横肌外缘相近,右肾内侧近十二指肠降部,外侧紧邻肝右叶和结肠右曲。左肾上与胃相邻,下与胰、空肠相邻,上缘上半接脾,下半接结肠左曲部,两肾上方有肾上腺(图 1-1)。

(二)肾脏的形态结构

肾脏的外形如蚕豆状,属于实质性器官,表面光滑,新鲜的肾脏为红褐色,含有丰富的血液。在一般正常情况下,成年男性肾脏的体积上下长 10 cm 左右,宽

5 cm,前后厚 4 cm,平均重量为 134～148 g,女性肾脏的体积与重量略小于同龄男性。肾脏分为上下两端、内外两缘、前后两面。上端宽而薄,下端窄而厚。前面较凸,朝向前外侧,后面较平,紧贴后腹壁。外缘隆起,内缘中间呈凹陷状,是肾脏血管、淋巴管、神经、输尿管出入的部位,称为肾门。这些出入肾门的结构总称为肾蒂。肾蒂主要结构的排列顺序由前向后依次为肾静脉、肾动脉及输尿管,从上向下依次排列为肾动脉、肾静脉和输尿管。

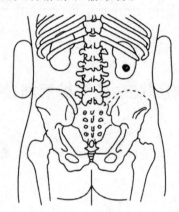

图 1-1　肾的位置及最佳肾穿刺点

(三)肾脏的大体结构

肾脏的表面由内向外,有三层被膜包绕。第一层纤维膜,是紧贴于肾实质表面的一层致密结缔组织膜;第二层脂肪囊,位于纤维膜外层,对肾脏有弹性保护作用;第三层肾筋膜,位于脂肪囊外面,包绕肾和肾上腺,对肾脏起固定作用。因肾筋膜与膈下筋膜相连,使肾脏可随呼吸上下稍移动,如固定不稳,则可导致肾下垂或游走肾。在肾脏的冠状切面上,肾实质分为皮质和髓质两部分。肾皮质位于浅层(外层),占 1/3,有丰富的血管,色较深,为红褐色,肉眼观察可见粉红色颗粒,为肾小体。肾髓质位于深层(里层),占 2/3,主要由肾小管结构组成,根据肾小管的组成又分为髓质外带和内带,肾髓质的管道结构有规律的形成向皮质呈放线状的条纹,称髓放线;向内侧集合成为 15～20 个锥形体结构,称为肾锥体。肾锥体基底朝向皮质,尖端钝圆,伸向肾窦称为肾乳头。肾乳头顶端有许多小孔称乳头孔,是尿液流入肾盂的管道。肾皮质包绕肾髓质,其伸入肾锥体之间的部分称为肾柱。髓放线呈放射状伸入皮质,它们之间形成皮质迷路。在肾窦内有 7～8 个漏斗状的肾小盏,肾乳头开口于此,2～3 个肾小盏合成一个肾大盏,肾大盏有 2～3 个,集合形成一个前后扁平的漏斗状的肾盂,肾盂出肾门后逐渐变细形成下行的输尿管(图 1-2)。

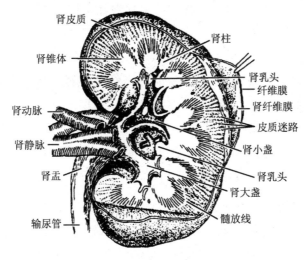

图 1-2　肾脏的基本结构

(四)肾脏的血管、淋巴管、神经

1.肾脏的血管

双侧肾动脉起自腹主动脉的两侧,大约第一腰椎的水平。右肾动脉较左肾动脉长。肾动脉进入肾门后分为前后两支,再分成数支叶间动脉。叶间动脉穿过椎体间的肾柱,沿髓质和皮质交界处分出与肾表面平行的弓形动脉,弓形动脉属肾内中等大小动脉,肌层丰富。弓形动脉以规则的间距发出放射状分支,进入皮质,为小叶间动脉,它走行于肾小叶间。小叶间动脉沿途不断地向两侧肾小叶发出入球小动脉,入球小动脉进入肾小球后再汇成出球小动脉,离开肾小球。

肾脏的静脉系统与动脉相伴行。在皮质肾单位的出球小动脉从肾小球出来后,将血液送入围绕肾小管的毛细血管网中,营养近端肾小管、远端小管和部分集合管,之后汇合成小叶间静脉,通过弓状静脉和叶间静脉,再汇合成肾静脉离开肾脏,最后注入下腔静脉。

2.肾脏的淋巴管

肾内淋巴管与肾内动静脉伴随而行,肾的淋巴循环分为肾内和肾周两部分。肾皮质内的淋巴毛细管网围绕于肾小囊周围。进入小叶间动静脉周围的淋巴管,进而入弓形动静脉、叶间动静脉周围淋巴管。肾髓质的淋巴毛细血管网,存在于肾小管和集合管周围,伴随直小动静脉上升到皮髓质交界处的弓形动静脉周围,汇入较大淋巴管,随叶间动静脉走向肾门。肾周包膜和肾包膜下间隙中有一个淋巴系统,它们与肾内的淋巴管有广泛的吻合支相沟通,在肾门处与肾内淋巴管相汇合。

3.肾脏的神经支配

肾脏主要受自主神经支配,有胆碱能神经纤维和肾上腺能神经纤维。它们一般与动脉随行进入肾脏逐级分布,直至肾小体周围。神经末梢可伸入到动脉管壁的肌层。肾小球没有神经支配。交感神经纤维主要支配各级肾动脉血管,副交感神经来自迷走神经,只分布于肾盂和输尿管的平滑肌。

(五)肾脏的微细组织结构(肾单位)

肾单位是组成肾脏功能和结构的基本单位。每个肾脏约有 100 万个肾单位组成。每个肾单位包括肾小体和与之相连的肾小管两部分(图 1-3)。根据肾小体在皮质内的位置,又分为皮质肾单位和髓旁肾单位。皮质肾单位的肾小体位于皮质浅层,髓袢较短,一般只伸达髓质外带。髓旁肾单位的肾小体位于皮质深层靠近髓质,髓袢一般较长,可伸达乳头。髓旁肾单位只占肾单位总数的 10%～20%,它的长髓袢由一段下行的近端肾小管直部、细段和上行的远端小管直部组成,三者共形成一 U 字形,髓旁肾单位的长髓袢对尿的浓缩与稀释起着很大作用,而且其血液循环不如皮质肾单位丰富,所以易受损伤(图 1-4)。

1.肾小体

肾小体由肾小球(血管球)和肾小囊(肾球囊)两部分组成。肾小体通过滤过作用形成原尿,是形成原尿的主要结构。肾小体位于皮质迷路,近似球形,肾小体的中央部分是由毛细血管组成的肾小球。肾小球外面紧包着肾小囊。肾小体有两个极,一侧为小动脉出入肾小体的区域称血管极,对侧是肾小管相连接的尿极(图 1-5)。

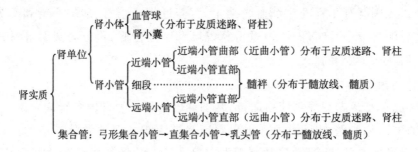

图 1-3　肾单位及集合管的组成和分布

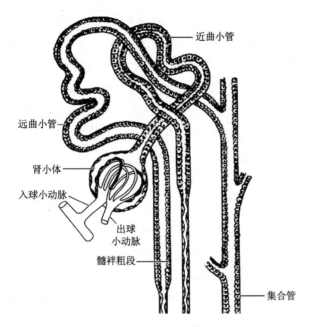

图 1-4 肾单位结构

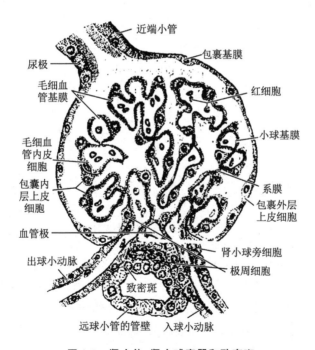

图 1-5 肾小体、肾小球旁器和致密斑

(1)肾小球:入球小动脉进入血管极分成 5～8 个主支,每个主支又再分出许多小分支,最后组成许多盘曲的盘状毛细血管小叶,称毛细血管袢,又称肾小球节段。每个肾小球包含5~8个毛细血管小叶或节段。在小叶间仅有少数吻合支。每一个小叶以肾小球系膜为轴心,牵扯缠绕支持而固定各小叶的毛细血管又汇合成主支,返至血管极处,最后合成出球小动脉,离开肾小球。入球小动脉粗而直,出球小动脉细而弯曲,从而构成了很明显的入球小动脉和出球小动脉之间的压力差。肾小球毛细血管的静水压要较身体其他部位毛细血管的静水压高两倍,这样才有利于毛细血管的滤过功能;但是,也容易使血液内的免疫复合物等异常物质沉积在肾小球毛细血管壁。

肾小球毛细血管壁组织结构有3层,由内皮细胞、基底膜和上皮细胞组成。

肾小球血管壁的内皮细胞层:内皮细胞是构成毛细血管壁的第一道屏障,可使血细胞及一些大分子物质受到阻拦而不被滤出。内皮细胞层是附着在肾小球毛细血管壁腔侧(内面)的扁平细胞,很薄,上有无数个直的小孔,小孔有一层极薄的隔膜,是由内皮细胞外层延续而来。内皮细胞表面的负电荷构成了肾小球毛细血管壁电荷屏障的主要组成部分,它可黏附细菌和白细胞;内皮细胞对基底膜的合成及修复有一定作用;内皮细胞的抗凝及抗血栓作用很重要;此外,内皮细胞还可合成及释放Ⅷ因子和内皮素等(图1-6)。

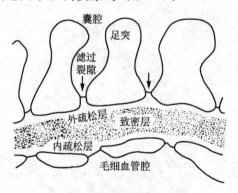

图1-6　肾小球滤过膜结构

肾小球血管壁的基底膜层(中间层):肾小球的基底膜层与其他部位的毛细血管基底膜层不同,厚约320 nm,从内到外,可分3层,即内疏松层、中致密层、外疏松层,男性较女性厚,儿童较成人薄。基底膜的组成较为复杂,是由胶原、糖蛋白、蛋白聚糖构成的极细丝状网状结构。肾小球基底膜带有负电荷,其主要功能是保证毛细血管壁的完整性和通透性(图1-6)。

肾小球血管壁的上皮细胞层(脏层、外层):上皮细胞即肾球囊的脏层细胞,紧贴伏于肾小球基底膜的外面,从胞体伸出几个大的突起,再依次分出次级突起,足突的顶端与基底膜外疏松层接触,足突之间的空隙为裂孔。裂孔上覆有一层薄膜,为裂隙滤过膜,能有效地防止一部分有用物质和蛋白的丢失。上皮细胞有多种主要功能,它是肾小球滤过屏障的一个组成部分,对于基底膜的合成与修复有主要功能,上皮细胞可合成前列腺素和血栓素(图1-6)。

肾小球系膜组织结构:肾小球系膜位于肾小球毛细血管小叶的中央部分。它从肾小体血管极处广泛地联系着每根毛细血管,将毛细血管悬吊于肾小体的血管极。系膜由系膜细胞和系膜基质组成。肾小球系膜的总面积可随生理和病理情况而变化,在病理状态下可明显增宽。系膜内有一定的间隙,形成系膜微管系统,称为系膜通道。肾小球系膜有多种生理功能:①有支持及保护毛细血管袢的作用;②系膜区是血浆大分子物质的转运通道;③系膜细胞具有平滑肌功能,控制肾小球毛细血管的血流量,进而调节肾小球滤过功能及系膜通道功能;④系膜细胞可产生多种细胞因子,通过自分泌及旁分泌途径参与肾小球炎症反应;⑤参与肾小球基底膜的修复与更新;⑥部分系膜细胞在特定条件下可分泌肾素;⑦在病理情况下,系膜细胞可导致肾小球硬化。

系膜内皮细胞、基底膜和脏层上皮细胞的相互关系:这3种细胞很难在光学显微镜下区分出来,只有通过特殊染色方法将毛细血管基底膜显示出来,才能根据细胞的位置来区分3种细胞。肾小球毛细血管基底膜并非完整地包绕着毛细血管管腔,而只是环绕于除系膜侧以外的3面,将内皮细胞与上皮细胞分开,但内皮细胞与系膜细胞之间仅有系膜基质,而无基底膜,因此在病理情况下,系膜细胞可以取代内皮细胞,并长入毛细血管壁的内皮与基底膜之间,这样有利于吞噬和清除一些沉积的大分子物质。

(2)肾小囊的组织结构:肾小囊是包裹在肾小球外面的双层囊,是由肾小管盲端扩大并内陷所构成的双层球状囊,囊的外层称为壁层,内层称为脏层。两层之间的间隙叫球囊腔。壁层由单层扁平上皮细胞和肾小球基底膜组成,围成球囊腔的外壁,而后在肾小囊尿极处转变为肾小管基底膜,在血管极壁层向内反折而形成脏层,由肾小球的脏层上皮细胞组成。

(3)肾小球旁器的组织结构:肾小球旁器位于入球小动脉、出球小动脉及远端肾小管之间的区域,肾小球旁器是由一组功能上相互联系的特殊细胞组成,包括球旁细胞、球外系膜细胞、极周细胞和致密斑。肾小球旁器是肾小体血管极相接触部位的一个具有内分泌功能的特殊结构组织(图1-5)。

球旁细胞:主要由入球小动脉壁上的平滑肌细胞衍生而成,细胞内含有内分泌颗粒,分泌颗粒中含有肾素及红细胞生成素。

球外系膜细胞:这是位于肾小体血管极入球小动脉、出球小动脉和致密斑之间的一组细胞群,它们与肾小球内的系膜细胞相连。细胞间有基底膜样物质包绕,并与致密斑的基底膜相连,在一些刺激下,球外系膜细胞可以转化为具有肾素颗粒的细胞。

极周细胞:位于肾小囊壁层细胞与脏层上皮细胞的移行处。因其环绕着肾小体血管极,故而得名。极周细胞内也有多数球形分泌颗粒,可以分泌一种促进肾小管对离子重吸收的物质,通过肾小囊进入肾小管。

致密斑:近端肾小管接近于肾小球血管极时,紧靠肾小球一侧的上皮细胞变得窄而高,形成一个椭圆形隆起,称为致密斑。致密斑与球外系膜细胞和入球小动脉有广泛接触。

球旁细胞和球外系膜细胞均有分泌肾素的功能,少部分肾素经小动脉内皮直接分泌入血,大部分进入肾间质,再经毛细血管入血。致密斑可以感受尿液内的钠离子浓度,进而调节肾素的分泌。肾小球旁器的血管和致密斑的接触面积是控制肾素分泌的基础,当远端肾小管内原尿尿量和钠离子减少时,远端肾小管直径变小,致密斑与血管的接触面积减小,导致肾素分泌增多。反之,接触面积增大,则肾素分泌减少。

2.肾小管

肾小管是肾单位的另一个重要组成部分,与肾小体合成一个密不可分的结构和功能单位,因此,肾小球与肾小管的病变是相互影响的。肾小管上皮细胞具有强大的吸收功能,可回吸收约99%的肾小球滤出的原尿,对保证体液的恒定有重要作用。肾小管的不同节段有一定的分泌功能。所以,肾小管损伤必然导致肾单位功能的改变。

(1)近端肾小管:近端肾小管是肾小管中起回收作用的重要部分,在肾小管的各端中最粗、最长,直径为 $50\sim60~\mu m$,长约 14 mm,根据肾小管上皮细胞的主要形态和功能特点,近端肾小管又可分为曲部和直部两部分。近端肾小管的主要功能是重吸收原尿中的水、钠、钾、钙、氯化物、重碳酸盐、磷酸盐及一些有机物质,如葡萄糖、氨基酸等。因此,近端肾小管的病变常导致水和电解质的紊乱(图 1-4)。

(2)肾小管细段:也称髓袢,为连接于近端肾小管直部和远端小管直部的细直管部分。这一段的长度依不同类型的肾单位有明显区别,皮质肾单位的细段很短,主要位于髓质外带,髓旁肾单位的细段较长,可达 10 mm,起始于髓质外带,延伸到髓质内带及肾乳头。细段通过水的主动和被动吸收,对尿的浓缩有主要作用(图1-4)。

(3)远端肾小管:包括直部和曲部,远端肾小管直部又称髓袢升支粗部;远端肾小管曲部又称远曲小管。小管细胞膜具有丰富的 Na^+-K^+-ATP 酶,比近端肾小管管径小、管腔大。远端小管对缺血有特殊的敏感性,易导致缺血性坏死损伤。远端肾小管能够对钾、钠、氯化物的代谢及酸碱平衡的调节发挥重要作用(图1-4)。

(4)连接肾小管:为远端小管曲部和皮质集合管起始段的过渡节段,具有明显的分泌钾离子功能,而且对氢离子的释放有主要影响。上皮细胞浆内有较多的甲状旁腺激素、维生素、依赖性钙结合蛋白,与调节钙离子的功能有关(图1-4)。

3.集合管

集合管不是肾单位的组成部分,几个肾单位的连接小管共同汇入一个集合管,集合管分为3段:弓状集合小管、直集合小管和乳头管,开口于肾乳头。集合管全长 20～38 mm,集合管的上皮细胞分为亮细胞和暗细胞两种。亮细胞对醛固酮有灵敏的反应,暗细胞参与重碳酸根的重吸收,与尿液的酸化有关。

4.肾间质

位于肾单位及集合管之间的间叶组织称为肾间质。肾间质由间质细胞、少量的网状纤维和胶原纤维及半流动状态的细胞外基质组成,后者含有大量的蛋白多糖。肾皮质所含肾间质很少,约占肾皮质总体积 20%,肾乳头部可达 30%～40%。肾乳头处于集合小管、直血管之间,为疏松结缔组织,细胞间质含量丰富,有利于渗透扩散,肾血管周围也有较多的网状纤维,具有支持作用。肾髓质中的细胞为间质细胞,可分泌前列腺素。

二、肾窦、肾盏、肾盂、输尿管

由肾门向内连续为一较大的腔称为肾窦,由肾实质围成。肾窦内由肾小盏、肾大盏汇合成一个肾盂,肾盂呈扁漏斗状,窄细端出肾门,转向下移行于输尿管。肾盏、肾盂和输尿管均是排尿的管道,结构相似。肾乳头有乳头管的开口,乳头管被覆单层柱状上皮,乳头侧面逐渐变成移行上皮,移行上皮外有少量结缔组织。肾盏的黏膜由移行上皮和固有膜、结缔组织构成,在与肾乳头相连的转折处,有平滑肌组成的乳头括约肌,适当的收缩可促进排尿。肾盂黏膜的移行上皮较厚,有三四层细胞,平滑肌层也逐渐发达,肌层外为结缔组织。

输尿管黏膜形成许多纵行的皱襞,移行上皮由五六层上皮细胞组成,固有膜由细密的结缔组织构成,肌层由纵行和环形的平滑肌组成,外膜为疏松的结缔组织。输尿管起于肾盂终至膀胱,左右各一,是一对细长的管道,长 20～30 cm,呈扁圆柱状,管径平均为 0.5～0.7 cm,输尿管全长可分为腹部段、盆腔段、膀胱壁内段。输尿管位于腹膜后,沿腰大肌前面下降,向内下方斜行,斜行于骨盆上缘,再向下进入骨盆腔,沿盆腔侧壁至盆底,走向内前方斜行穿过膀胱壁,开口于膀胱。输尿管腹段紧贴后腹膜,膀胱内段长 1～2 cm,由于斜行,当膀胱充盈时,可压迫输尿管,使之闭合,保证尿液不致逆流。

输尿管有 3 个生理狭窄段,第 1 个在肾盂、输尿管交界处;第 2 个处位于跨越髂动脉处;第 3 个在输尿管、膀胱开口处。尿路结石和来自肾盂的菌栓容易在这 3 个狭窄处被阻。输尿管通过管壁节律性蠕动(3～5 次/分)将尿液输送至膀胱,当其急性阻塞时,蠕动次数增多,力度加强,甚至产生痉挛,此时会出现剧烈绞痛。

三、膀胱

膀胱是储存尿液和排泄尿液的囊性器官,位于骨盆前部,耻骨联合后方,男性后靠直肠、前列腺、精囊;女性后靠子宫和阴道,上方和后方被腹膜覆盖。膀胱的正常容量为 200～500 mL,当其排空时,全部位于骨盆内,膀胱不超于耻骨联合上缘,极度充盈时,顶部上升,可高出耻骨联合上缘。

膀胱的大小形状、位置及壁的厚度,均随尿液的充满程度而不同。膀胱由膀胱顶、膀胱底及膀胱体组成。膀胱壁由浆膜层、肌层、黏膜层构成。膀胱括约肌由纵横交错的三层肌纤维构成。外层称逼尿肌,中层称膀胱括约肌,各层肌肉在膀胱和尿道口连接处增厚,称为尿道括约肌,又称膀胱颈。其管腔为尿道内口,膀胱内腔形似三角,腔内两个输尿管开口之间连线为底线,与膀胱颈,恰好形成三角形,称膀胱三角区,此为膀胱内腔的主要部分,膀胱大部分病变都发生于此或两侧壁及其颈部。

四、尿道

(一)男性尿道组织特点

男性尿道是泌尿系统和生殖系统的共同通道。有排尿和排精的作用,起自膀胱尿道内口,贯穿于前列腺尿生殖膈,终止于阴茎的尿道外口。长约 20 cm,管径为 5～7 mm,呈乙字状曲折。分前列腺部、膜部和海绵体部。临床上把尿道前列腺部、膜部(壁内部)称后尿道,海绵体部称前尿道。

前列腺部:起自膀胱颈,止于尿道外括约肌,长约 3 cm,射精管和前列腺小管开口于此部。膜部:穿过生殖膈,被尿道括约肌围绕,长约 2 cm,能随意控制排尿。海绵体部：即阴茎部的尿道，长约 15 cm，此段尿道的长短，随阴茎的松弛和勃起而有一定活动范围，而且有一定伸缩能力。

(二)女性尿道组织特点

女性尿道是单纯的排尿通道，短而直，易于扩张，长 3～5 cm，直径为 0.6 cm，贴近阴道前壁，分上中下 3 部。

上部：上部尿道组织结构的内括约肌完全由环状平滑肌纤维围绕整个膀胱颈部和尿道上部构成，比较有力。中部：中部尿道组织在平滑肌层外，没有环状平滑肌。下部：下部尿道即尿道外口处。在阴道口前，距阴蒂后方约 2.5 cm 处，尿道后壁有尿道嵴，黏膜下有许多腺体，尿道外口为矢状裂缝，周围被尿道、阴道括约肌环绕。

第二节　肾脏的生理功能

肾脏是人体生命的重要器官。肾小球是一个由内皮、基底膜、上皮细胞等成分组成的特殊微血管结构，其基本生理功能是排泄代谢产物、调节酸碱平衡、调节体液。肾脏是许多激素合成的场所，同时又是许多激素的靶器官。肾脏在肾脏神经的作用下，通过调节肾小球的功能，维持体内内环境稳定，使新陈代谢正常进行。

一、肾神经对肾小球滤过率的调节

肾脏有丰富的神经支配，主要来自交感神经纤维，神经末梢主要分布在入球小动脉、出球小动脉、肾小球系膜区及肾小管等。当神经受到刺激时，可引起入球小动脉、出球小动脉收缩，收缩情况与刺激的程度密切相关，但对入球小动脉收缩作用更为明显。还可引起系膜细胞收缩，导致肾小球滤过率（GFR）、肾血浆流量（RPF）的下降。

肾神经兴奋还可刺激肾素释放，通过血管紧张素Ⅱ影响肾功能。肾神经主要为肾上腺纤维，其直接的缩血管作用与刺激 α 受体有关，其刺激激素释放的作用与 β 受体有关。在肾神经中含有多巴胺能纤维，作用于多巴胺受体，可引起血管扩张。在正常情况下，肾神经对 GFR、RPF 影响小，但在出血、麻醉、心力衰竭、疼痛、血容量减少等情况下，可引起神经介导的肾血管收缩，使 GFR、RPF 下降。

二、肾小球滤过作用的调节

(一)肾小球滤过率的自身调节

肾小球滤过作用受到许多因素调节,如神经体液等因子,当肾脏的血流灌注压平衡发生改变时,都可以反射性的被激活或者抑制,从而使肾小球滤过达到相对恒定。如此,肾脏仍可以代偿性地使体液平衡获得维持。肾的血浆流量和肾小球滤过率基本保持不变。除上述机制外,即使肾动脉血压在一定范围内发生波动时,肾的血流量及肾小球滤过率仍可维持相对稳定。这种在去神经及全身体液因子相对隔离的情况下,仍能保持肾血流量、肾小球滤过率的稳定,称为肾小球滤过率的自我调节。自我调节的机制与肾血管平滑肌的调节作用和血管内皮活性因子的调节有关。

(二)肾小管、肾小球反馈作用对肾小球滤过率的调节

肾小管、肾小球反馈是指肾小球滤过液中的 NaCl 等物质,到达远端肾小管起始端时,可发生相应的调节现象。这种机制使肾小球的滤过与肾小管对滤液的重吸收可以相互协调,从而引起肾小球滤过率的改变。此现象称为管-球反馈(TGF),能够使肾脏更加有效地维持内环境的稳定,同时它对肾单位滤过率起着决定作用。管-球反馈的感受部位在致密斑,效应器主要为入球小动脉和出球小动脉。

全身情况的变化也是影响 TGF 的因素。特别是在体液容量情况改变时,可以明显影响 TGF 的敏感性。这些影响在正常生理情况时有重要意义。

三、激素及各种血管活性因子对肾小球滤过率的调节

许多激素和血管活性物质影响肾小球滤过率。它们有的是从肾脏外产生,通过血液循环到达肾脏,并作用于肾脏血管。通过这些激素和血管活性物质对肾小管及肾小球的综合作用,起到对体液平衡的调节。

(一)血管紧张素Ⅱ

血管紧张素Ⅱ可以引起入球小动脉、出球小动脉收缩,引起系膜细胞收缩,主要作用在出球小动脉,使肾血浆流量及肾小球滤过率下降,毛细血管超滤系数(Kf 值)下降。血管紧张素Ⅱ可直接使肾小球直径变小。引起肾小球收缩的细胞是肾小球系膜细胞,特别是在肾小球中央部分的系膜细胞。

肾素-血管紧张素系统在肾脏中独立存在,肾素主要产生于入球小动脉肾局部,肾素-血管紧张素系统参与肾血流的自身调节及管-球反馈。

（二）抗利尿激素（ADH）

ADH 对全身血管有强大的收缩作用，但对肾血管收缩作用较轻微。使用前列腺素合成酶阻断剂（如吲哚美辛等）时，ADH 可以使 Kf 值明显下降。由此认为，ADH 在正常情况下，对肾脏血管的收缩作用会因为前列腺素的抵抗而减弱。因为在肾小球系膜细胞中有 ADH 受体，当 ADH 与此受体结合后，会使细胞外的 Ca^{2+} 内流到细胞内引起血管平滑肌收缩。

（三）内皮素

内皮素是由内皮细胞释放的一种多肽物质，具有很强的收缩血管作用。内皮素可以引起 GFR、RPF、Kf 值的显著下降；与各种血管活性物质相互作用，促使心钠素等分泌；可引起肾素的增加。

（四）心钠素

肾小球的入球小动脉、出球小动脉均有心钠素受体。心钠素主要使出球小动脉收缩，入球小动脉舒张，同时使 Kf 值增高，可引起 RPF、GFR 升高，滤过分数增加。

（五）激肽

激肽产生于肾小球，可以使肾血管扩张、滤过分数下降、Kf 值下降，后者是使 GFR 改变不明显的原因。激肽系统可与肾素-血管紧张素系统、前列腺素系统相互作用。在肾脏中有 B_1 和 B_2 两种受体可以使 RPF 下降，但对 GFR 及全身血压无影响，提示肾内激肽释放酶及激肽系统在起作用。

（六）前列腺素

前列腺素为花生四烯酸的代谢产物。在一般情况下，前列腺素产生很少，对肾脏血流动力学的作用小，当有血管紧张素 Ⅱ、肾神经兴奋等缩血管作用因素存在时（如低血容量、慢性失钠、充血性心力衰竭、肝硬化），前列腺素 E_2（PGE_2）产生增加，以对抗缩血管因素引起的入球小动脉阻力增加，以及 Kf 值下降，但对出球小动脉作用小，此时，如用阿司匹林、吲哚美辛等可使 RPF、GFR 明显下降。

（七）腺苷

腺苷为 ATP 的代谢产物，腺苷对肾阻力血管的作用较为复杂。刺激 A_1 受体可抑制肾素释放；刺激 A_2 受体，可引起入球小动脉、出球小动脉扩张。小剂量腺苷可刺激 TGF，而大剂量则抑制 TGF。腺苷为调节肾血管阻力的重要因素。

四、血流量及血浆渗透压对肾小球滤过率的作用

肾血流量与单个肾单位肾小球滤过率关系十分密切,因此,当肾小球滤过率在各种病理生理中进行自我调节,从而保持相对稳定时,很大程度是依赖肾血流量的调节来完成的。当机体在一些病理情况下,使血流量下降或相对增加,或者由于用药等因素影响时,均可致肾小球滤过率的改变,这直接或间接与肾血流量的改变密切相关。血浆胶体渗透压的改变同样影响肾小球的滤过率,血浆胶体渗透压升高时,肾脏分泌高渗尿保留水分,使过高血浆胶体渗透压得到一定程度稀释。相反,血浆胶体渗透压过低时,肾脏分泌低渗尿使体内过多水分排出,血液得到一定程度浓缩。肾脏的这种调节性改变,还要通过肾血流量、动力学及肾功调节因素改变而获得。

五、肾脏对代谢废物的排泄与转运作用

机体在代谢过程中产生多种废物,其中在蛋白质代谢过程产生的含氮废物,除少量在肠道排出外,其他大多都由肾脏排出体外;代谢中的有机酸性物质,或摄入的药物、毒物等,也都是从肾脏滤过排出体外,尿素、肌酸、肌酐主要为含氮产物,这些物质主要是经肾小球滤过排出,它们分子量较小,当血浆流经肾小球时,可被肾小球超滤过而完全滤出。肌酐不被重吸收,但当血中浓度增高时,少部分可经肾小管分泌排出。而尿素被肾小球滤过后,相当一部分可被肾小管重吸收,特别是在肾血流量下降时,尿素可以较大比例被重吸收,致使血液中的尿素浓度升高。

有机酸主要包括马尿酸、苯甲酸、各种胺类等,它们是蛋白及脂肪代谢废物,另有一些药物也属于有机阴离子和阳离子,这些有机离子也主要是经肾脏排出。肾小管的分泌作用对这些物质的排泄起主要作用。以上这些有机酸物质,虽然分子量不大,但由于在体内 pH 环境下带强负电荷,因此,不易从肾小球滤过,主要从肾小管分泌排出。

当肾功能不全时,可引起这些代谢废物在体内潴留,产生一些临床常见的尿毒症症状。

六、肾小球对大分子物质的滤过作用

在正常情况下,肾小球的超滤过程主要能将血浆中较小物质滤过,而对大分子物质特别是对一些较大的蛋白质分子基本不能滤过。肾小球毛细血管对不同大小分子物质的滤过具有不同滤过率的特点,此称为选择性滤过作用。肾小球

滤过膜的这种屏障作用由两部分组成,即机械性屏障、电荷屏障。

(一)机械性屏障(孔径屏障)

分子直径小于 2 nm 的物质可自由通过肾小球滤过膜。随着分子直径的增大,物质通过滤过膜的能力减小,当分子直径达 4 nm 时,通透性即接近 0。机械性屏障的大小,与滤过膜上的孔径构造、大小与形状有关。这种机械性屏障是由肾小球毛细血管壁的内皮细胞、基底膜、足突裂孔膜及其上皮细胞构成的。

(二)电荷屏障

在正常情况下,血浆清蛋白不能通过肾小球滤过膜,而与清蛋白分子直径相同的中性右旋糖酐则较易通过。这是因为清蛋白在正常血浆 pH 中带负电荷,而肾小球滤过膜含有盐酸、硫酸、肝素等多糖,使滤过膜也带负电荷,该负电荷形成了电荷屏障,阻止带负电荷的清蛋白滤出。在某种病理情况下,滤过膜上的负电荷消失,会使大量清蛋白经滤过膜滤出,形成蛋白尿。

另外,肾小球血流动力学对大分子物质的滤出、物质分子的变形能力情况也有一定影响。例如硫酸盐、葡聚糖与中性葡聚糖的清除分数不同。一方面是由于其带不同电荷,另一方面还由于后者在生理溶液中呈松散的长椭圆形。因此,具有较大变形能力,而前者三维结构甚为稳定,变形能力相对差,不可滤过。

七、肾脏的内分泌功能

肾脏的内分泌功能有分泌内分泌激素、作为肾外分泌多种激素的靶器官、作为部分内分泌激素的降解场所。

(一)分泌内分泌激素作用

1.前列腺素

血管舒缓素、激肽、缓激肽系统。其作用于肾脏本身,参与肾脏的生理功能调节,主要参与肾脏血流动力学改变、体液代谢调节等。

2.作用于全身,影响系统新陈代谢激素

包括活性维生素 D、红细胞生成素。

3.血管活性激素

血管活性激素是肾脏分泌激素重要的一部分,它系统地作用于全身,影响血压、渴觉、血容量及 Na^+、K^+ 代谢等,为肾素-血管紧张素类。

以上激素的生理作用如下。

(1)前列腺素:前列腺素在肾脏产生,由肾髓质乳头部间质细胞分泌,主要在局部发挥作用。前列腺素是花生四烯酸的代谢产物,包括 PGE_2、前列环素(PGI_2)、前列腺素 D_2、前列腺素 F_1、血栓素 A_2(TXA_2)等。血管紧张素 Ⅱ、去甲肾上腺素、ADH 等可刺激前列腺素的释放;在失血、麻醉、失盐、输尿管梗阻、肾静脉阻塞时,肾前列腺素产生明显增加,而环氧化酶抑制剂(吲哚美辛等)可抑制前列腺素的产生。前列腺素的作用如下。

对肾血液循环的影响:PGE_2、PGI_2 可使肾血管扩张,增加肾血流量,TXA_2 则使肾血管收缩,但 TXA_2 仅在尿路梗阻时才大量产生。正常情况下,前列腺素对肾循环影响小,但在缩血管活性增强时(如失血、失盐等),PGE_2、PGI_2 产生明显增加,以对抗缩血管因素的作用。

对 NaCl 排泄的影响:PGE_2、PGI_2 可促使尿钠排泄增加,前列腺素可抑制 Henle 祥上升支粗段及集合管 NaCl 的转运。

对水排泄的影响:前列腺素可引起水排泄增加,其作用主要与抑制 Henle 祥上升支粗段 NaCl 的转运影响髓质渗透梯度形成,以及对 ADH 的作用有关。

(2)肾素-血管紧张素系统:是调节机体的血压、血容量及身体电解质成分的重要激素系统。肾素-血管紧张素系统可分为两大部分。①循环肾素-血管紧张素系统:由肾小球旁分泌肾素进入循环,作用来源于肝的血管紧张素原,使之成为血管紧张素Ⅰ,后者经过肺循环时,在转换酶的作用下成为血管紧张素Ⅱ。循环肾素-血管紧张素系统在维持整体血压及体液平衡方面起重要作用。②局部组织肾素-血管紧张素系统:肾脏及其他器官组织局部,有该系统的全部成分,并在局部发挥作用。局部肾素-血管紧张素在维持局部血管张力、调节局部组织功能方面起重要作用。

肾素由肾球旁装置分泌,是一种酸性蛋白酶,它能激发一系列反应,使血管紧张素原降解成十肽,称为血管紧张素Ⅰ;在转化酶的作用下,转化为血管紧张素Ⅱ;继续在转化酶的作用下,转化为血管紧张素Ⅲ。肾素的分泌受到肾血管的张力、交感神经张力、前列腺素、血钙、钾浓度等因素的调节。血管紧张素Ⅱ为主要的活性成分,其主要的生理作用如下。

增加血管平滑肌张力,收缩血管,使血管平滑肌收缩,血压上升,其升压作用为去甲肾上腺素的 8~10 倍,可增强心肌收缩,促使心肌肥厚。对肠系膜、皮肤、冠状动脉、肾、脾及脑的作用明显;对横纹肌、肺中的血管平滑肌作用较弱。血管紧张素Ⅱ对血管平滑肌的作用,主要是通过提高平滑肌细胞内 Ca^{2+} 浓度而致,并可刺激交感神经系统,使去甲肾上腺素的释放增加。

参与肾脏血流动力学的调节,使 GFR、RPF 下降、滤过分数(FF)升高,增加肾小管对钠的重吸收。主要是通过增加肾小球出球小动脉压力及滤过分数而改变肾小球过滤率。

刺激醛固酮分泌增加。肾上腺皮质小球带有血管紧张素Ⅱ受体,在其刺激下,醛固酮合成增加,醛固酮可促使肾小管对 Na^+ 的重吸收,使 H^+、K^+ 排泄增加。

对体液代谢的影响:血管紧张素Ⅱ可以刺激口渴中枢产生口渴,促使抗利尿激素的分泌、儿茶酚胺的释放。血管紧张素Ⅲ与血管紧张素Ⅱ相似,但半衰期短,有协助血管紧张素Ⅱ的作用。

影响其他活性物质的产生,如前列腺素、激肽等。

(3)肾脏舒缓素、激肽系统:肾脏舒缓素又称激肽释放酶,主要由肾皮质分泌,激肽释放酶作用于激肽原使之成为激肽,激肽又可在激肽酶(转换酶)作用下失去活性。肾脏产生的激肽主要在局部产生作用。激肽是一类多肽类的组织激素,主要作用是使局部组织的毛细血管舒张,通透性增加使 Na^+、水排出增加,从而使血压下降。肾脏的缓激肽可以对抗血管紧张素的作用扩张小动脉,增加肾脏血流量,促进 Na^+、水的排泄,从而使血压下降,还可以作用于肾髓质乳头部的间质细胞,引起前列素释放。本系统与肾素-血管紧张素系统、前列腺素系统之间有非常密切的关系。

(4)活性维生素 D_3:肾脏是体内唯一能生成活性维生素 D 的器官,即能生成 1,25-(OH)2D_3。1,25-(OH)2D_3 是由维生素 D_3 衍变而来的。维生素 D_3 在肝细胞微粒体内经 25-羟化酶的作用下,形成 25-(OH)D_3 后,再经肾皮质近端肾小管细胞线粒体上的 25-(OH)D_3,1-α 羟化酶的作用,才能形成有活性的 1,25-(OH)2D_3,其生理作用比维生素 D_3 大四倍。1-α 羟化酶只存于肾脏,其他器官都不含此酶。维生素 D 是调节机体钙、磷代谢的重要激素,1,25-(OH)2D_3 具有较强的生理活性。其主要生理作用如下。

1,25-(OH)2D_3 可促使胃肠道特别是小肠对钙磷的吸收。它进入小肠黏膜细胞后,促使细胞合成对钙离子有高度亲和力的钙结合蛋白,1 分子钙结合蛋白可与 4 分子钙离子结合,从而促进钙离子的浓集和运转。1,25-(OH)2D_3 可以促进小肠黏膜"钙泵"的活力,加速钙的吸收。

1,25-(OH)2D_3 可促使骨钙转移,促进骨骼生长及软骨钙化,可促进肾小管对磷的重吸收,使尿磷排出减少。对肾脏可促使钙的转移。当机体血钙血磷过低时,可促使 1,25-(OH)2D_3 的生成,反之生成则减少。活性维生素 D_3 和甲状旁腺素有协同作用,也可抑制甲状旁腺激素分泌。1,25-(OH)2D_3 的分泌受血钙、血磷浓度和甲状旁腺素等的影响和控制。

（5）红细胞生成素（EPO）：正常人血清红细胞生成素含量为 14.9 mU/mL。红细胞生成素产生部位在肾皮质、外髓部肾小球毛细血管丛近曲小管细胞和肾小管周围细血管内皮细胞。缺氧是导致红细胞生成素产生的主要因素。在减少肾组织供氧量时，均可增加红细胞生成素生成。同时，雄激素、肾上腺皮质激素、甲状腺素、生长激素等都可以增加红细胞生成素的生成。红细胞生成素主要作用于骨髓干细胞，促使骨髓原始血细胞向原始红细胞分化成熟，促进骨髓内网织红细胞释放入血。红细胞生成增多，还可以促进骨髓对铁的摄取和利用，从而加速血红蛋白的生成。

（6）内皮素：肾脏是内皮素合成的场所，内皮素主要产生于肾小球内皮细胞的多肽，可以在机体很多组织中表达。内皮素是强有力的肾脏血管收缩剂，可显著减少 RPF、GFR 和 Kf 值。ET-1 对入球小动脉及出球小动脉有相似的收缩效应。

（7）肾髓质降压脂：是由肾髓质、肾间质细胞（RIC）分泌的。RIC 分泌的有肾髓质极性降压脂（APRL）、中性降压脂及肾髓素。肾髓质具有强烈的降压作用，即抗高血压功能。现已明确 RIC 是肾髓质降压系统的细胞基础，具有活跃的分泌功能。RIC 可通过分泌前列腺素 E_2（PGE_2）、APRL、Med 三种物质发挥局部或全身降压效应。

肾髓质在正常血压调节中有重要作用，参与某些高血压的发生及调节，主要与肾髓质间质细胞分泌肾髓素等物质密切相关。通过扩张阻力血管，抑制交感神经活性和利尿、利钠而发挥其降压效应。

（二）肾脏是肾外分泌多种激素的靶器官

肾外分泌的激素包括抗利尿激素、甲状旁腺素（PTH）、降钙素、胰高血糖素，肾脏是它们作用的重要靶器官。

1.抗利尿激素

除了能对水代谢平衡起调节外，也可对肾小球系膜细胞起作用，促使其收缩，通过影响肾小球超滤系数影响滤过率。

2.PTH

PTH 在肾脏的主要作用为抑制无机磷在肾小管重吸收，促进肾小管重吸收钙。还对远端肾小管的 Na^+、H^+ 转运系统及 Henle 升支 NaCl 转运也有影响，参与了酸碱平衡及水、盐代谢的调节。PTH 也可作用于肾小球从而降低超滤系数。

3.降钙素

降钙素可以抑制肾小管对无机磷的重吸收,也能使尿磷排泄增多。

4.胰高血糖素

胰高糖素可促进尿钠与磷的排泄。

上述四种激素对肾脏作用有很多相似之处,可能是通过一个相同途径发挥作用。

(三)肾脏是部分内分泌激素的降解场所

类固醇类激素对肾脏也有影响,以醛固醇最为明显。胰岛素和许多胃肠道分泌的多肽类激素虽然对肾脏功能影响较小,但它们很大一部分是在肾脏降解,当肾功能不全时,其生物半衰期会延长而引起代谢紊乱。

八、肾脏对水的转运及尿液的稀释浓缩功能

肾脏是体液代谢调节的主要脏器。通过肾脏的稀释浓缩功能来维持机体内环境渗透压恒定是最关键而重要的一环。肾脏在不同的生理情况下,具有强大的调节体液排泄功能,据不同生理需要,可以排出稀释或浓缩的尿液。在机体缺水时,肾脏对水的重吸收量增加,而尿量减少,尿的渗透压增高,此时排出的是浓缩的尿液,此功能被称为肾脏的浓缩功能。当大量摄入水时,水的重吸收量减少,尿量增多,尿被稀释,称低渗尿,此功能被称为肾脏的稀释功能。如果不论摄入水有多少,尿渗透压与血浆几乎相等,则称为等渗尿。肾脏对尿的稀释浓缩功能可使机体内保持水及渗透压的平衡稳定。肾脏对尿液的稀释浓缩主要是在肾髓质中进行,通过集合管所形成,而与肾髓质渗透压梯度和 ADH 都有密切关系。无论终尿是低渗还是高渗,由髓袢升支粗段进入远曲小管起始端内的液体总是低渗的。低渗液流经远曲肾小管进入集合管,集合管从皮质通过肾髓质才能到达肾乳头。也就是说,集合管处于肾髓质高渗环境中,周围的渗透压高且呈梯度增高。所以,当低渗或等渗的小管液从皮质部的集合管往乳头方向流动时,在抗利尿激素的作用下,集合管管壁对水的通透性提高,水分渗出管外,即被重吸收,同周围高渗液取得平衡,小管液的渗透压也就越来越高、量越来越少,形成浓缩的高渗尿。当缺乏 ADH 时,因远曲小管和集合管对水的通透性很低,从髓袢升支粗段和远曲小管始段来的低渗液,流经此处水分不能被重吸收,于是小管液的渗透压将进一步降低,最后形成大量稀释的低渗尿。

渗透梯度的形成,除了受抗利尿激素、利尿剂、扩血管剂、尿素的产生、肾功能不全等因素影响外,主要与 Henle 袢、直血管等正常生理功能而形成的肾髓质

间高渗梯度关系很大。除上述因素外,同时又受到肾小球滤过率,近端肾小管对 Na^+、H_2O 重吸收等影响。再则,肾髓质的血流变化会影响氧供给。因此,可影响 NaCl 在 Henle 祥上升支的转运和间质高渗梯度,从而对尿的浓缩和稀释都有影响,并可出现血液浓度的障碍。

九、肾脏对血尿酸代谢的调节转运

尿酸是嘌呤代谢的终末产物。体内尿酸的来源有二:一是属于内源性的,80%来源于体内嘌呤生物代谢合成,由体内细胞核蛋白分解代谢所产生的;二是属于外源性的,是由摄入的动物性或其他含有嘌呤丰富的食物分解代谢所产生的。尿酸代谢排泌紊乱常见于:其一,摄取含嘌呤过高的食物;其二,在代谢中各个环节缺乏酶的参与及调控而发生异常,即可发生血尿酸的增高或降低;其三,分解异常,正常人约 1/3 的尿酸在肠道经细菌的降解处理;其四,主要是肾小管对尿酸盐的清除率下降,致血尿酸在体内增高,主要环节是肾小管分泌下降,而重吸收升高。

肾脏对尿酸的转运:血中尿酸要全部经过肾小球滤过,在近端 S_1 肾小管起始段 98%尿酸被主动重吸收,而在近端 S_2～S_3 段,尿酸的主动吸收量逐渐减少,而分泌到肾小管的尿酸渐增多,最后可达 50%,最终被尿排出的尿酸只占 6%～10%。当肾功能减退时,肾小球滤过率降低,或近端肾小管对尿酸的重吸收增加和分泌功能减退时,特别是在肾功能不全晚期时,肾小球的滤过功能、肾小管分泌功能及肾小管重吸收功能已减退,均可发生高尿酸血症。

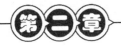

肾小球疾病

第一节 原发性肾病综合征

一、原发性肾病综合征的诊断

(一)肾病综合征的概念及分类

肾病综合征是指各种原因导致的大量蛋白尿(>3.5 g/d)、低清蛋白血症(<30 g/L)、水肿和/或高脂血症。其中大量蛋白尿和低清蛋白血症是诊断的必备条件,具备这两条再加水肿和/或高脂血症,即可诊断肾病综合征。

肾病综合征可分为原发性、继发性和遗传性3类(也有学者将遗传性归入继发性肾病综合征)。继发性肾病综合征很常见,在我国常由糖尿病肾病、狼疮性肾炎、乙肝病毒相关性肾炎、过敏性紫癜性肾炎、恶性肿瘤相关性肾小球病、肾淀粉样变性和汞等重金属中毒引起。遗传性肾病综合征并不多见,在婴幼儿主要见于先天性肾病综合征(芬兰型及非芬兰型),此外,少数 Alport 综合征患者也能呈现肾病综合征。

(二)原发性肾病综合征的诊断及鉴别诊断

原发性肾病综合征是原发性肾小球疾病最常见的临床表现。符合肾病综合征诊断标准,并能排除各种病因的继发性肾病综合征和遗传性肾病综合征,方可诊断原发性肾病综合征。

以下要点能帮助鉴别原发性与继发性肾病综合征。

1.临床表现

应参考患者的年龄、性别及临床表现特点,有针对性地排除继发性肾病综合征,例如,儿童应重点排除乙肝病毒相关性肾炎及过敏性紫癜性肾炎所致肾病综合征;老年患者则应着重排除淀粉样变性肾病、糖尿病肾病及恶性肿瘤相关性肾小球疾病所致肾病综合征;女性,尤其是青中年患者均需排除狼疮性肾炎;对于使用不合格美白或祛斑美容护肤品经病理诊断为肾小球微小病变型肾病(minimal change disease,MCD)或膜性肾病(membranous nephropathy,MN)的年轻女性肾病综合征患者,应注意排除汞中毒可能。认真进行系统性疾病的有关检查,必要时进行肾穿刺病理活检可资鉴别。

2.病理表现

原发性肾病综合征的主要病理类型为MN(常见于中老年患者)、MCD(常见于儿童及部分老年患者)及局灶节段性肾小球硬化(focal segmental glomerular sclerosis,FSGS),另外,某些增生性肾小球肾炎如IgA肾病、系膜增生性肾炎、膜增生性肾炎、新月体肾小球肾炎等也能呈现肾病综合征表现。各种继发性肾小球疾病的病理表现,在多数情况下与这些原发性肾小球疾病病理表现不同,再结合临床表现进行分析,鉴别并不困难。

近年,利用免疫病理技术鉴别原发性(或称特发性)MN与继发性MN(在我国常见于狼疮性MN、乙肝病毒相关性MN、恶性肿瘤相关性MN及汞中毒相关性MN等)已有较大进展。现在认为,原发性MN是自身免疫性疾病,其中抗足细胞表面的磷脂酶A2受体(phospholipase A2 receptor,PLA2R)抗体是重要的自身抗体之一。它主要以IgG4形式存在,但是外源性抗原及非肾自身抗原诱发机体免疫反应导致的继发性MN却并非如此。基于上述认识,现在已用抗IgG亚类(包括IgG1、IgG2、IgG3和IgG4)抗体及抗PLA2R抗体对肾组织进行免疫荧光或免疫组化检查,来帮助鉴别原发性、继发性MN。

国内外研究显示,原发性MN患者肾小球毛细血管壁上沉积的IgG亚类主要是IgG4,并常伴PLA2R沉积;而狼疮性MN及乙肝病毒相关性MN患者肾小球毛细血管壁上沉积的IgG亚类主要是IgG1、IgG2或IgG3,且不伴PLA2R沉积;恶性肿瘤相关性MN及汞中毒相关性MN患者肾小球毛细血管壁上沉积的IgG亚类也非IgG4为主,有无PLA2R沉积目前尚无研究报道。不过,并非所有检测结果都绝对如此,文献报道原发性MN患者肾小球毛细血管壁上以IgG4亚类沉积为主者占81%～100%,有PLA2R沉积者占69%～96%,所以仍有部分原发性MN患者可呈阴性结果。另外,阳性结果也与继发性MN存在一定交叉。为此,IgG亚类及PLA2R的免疫病理检查结果仍然需要再进行综合分析,才能最后判断它在鉴别原发性、继发MN上的意义。

3.实验室检查

近年来研究发现,一些原发性肾小球疾病病理类型的血清标志物,在一定程度上对鉴别原发性与继发性肾病综合征也有帮助。

(1)血清 PLA2R 抗体:美国 Beck 等研究显示,70％的原发性 MN 患者血清中含有抗 PLA2R 抗体,而狼疮性肾炎、乙肝病毒相关性肾炎等继发性 MN 患者血清中无此抗体,显示此抗体对于原发性 MN 具有较高的特异性。此后,欧洲及我国的研究显示,原发性 MN 患者血清中 PLA2R 抗体滴度还与病情活动度相关,病情缓解后抗体滴度降低或消失,复发时滴度再升高。不过,在原发性 MN 患者中,此血清抗体的阳性率为 57％～82％,所以阴性结果仍不能除外原发性 MN。

(2)可溶性尿激酶受体(soluble urokinase receptor,suPAR):Wei 等检测了 78 例原发性 FSGS、25 例 MCD、16 例 MN、7 例先兆子痫和 22 例正常人血清中 suPAR 的浓度,结果发现原发性 FSGS 患者血清 suPAR 浓度明显高于正常对照和其他肾小球疾病的患者,提示 suPAR 可能是原发性 FSGS 的血清学标志物。Huang 等的研究基本支持 Wei 的看法,同时发现随着 FSGS 病情缓解,血清中 suPAR 水平也明显降低,但是他们的研究结果并不认为此检查能鉴别原发性及继发性 FSGS。为此,今后还需要更多的研究来进一步验证。就目前已发表的资料看,约 2/3 原发性 FSGS 患者血清中 suPAR 抗体阳性,但是其检测结果与其他肾小球疾病仍有一定重叠,这些在分析试验结果时应该注意。

二、原发性肾病综合征的治疗原则、进展与展望

(一)治疗原则

原发性肾病综合征的治疗原则主要包括以下内容。

(1)主要治疗:原发性肾病综合征的主要治疗药物是糖皮质激素和/或免疫抑制剂,但是具体应用时,一定要有区别地制订个体化治疗方案。原发性肾病综合征的不同病理类型在药物治疗反应、肾损害进展速度及肾病综合征缓解后的复发上都存在很大差别,所以,首先应根据病理类型及病变程度来有区别地实施治疗。另外,还需要参考患者的年龄、体重、有无激素及免疫抑制剂使用禁忌证、是否有生育需求、个人意愿来采取不同的用药方案。个体化地制订激素和/或免疫抑制剂的治疗方案,是现代原发性肾病综合征治疗的重要原则。

(2)对症治疗:水肿(严重时伴腹水及胸腔积液)是肾病综合征患者的常见症状,利尿治疗是主要的对症治疗手段。利尿要适度,以每天体重下降 0.5～1.0 kg

为妥。如果利尿过猛可导致电解质紊乱、血栓栓塞及肾前性急性肾损害（acute kidney injury，AKI）。

（3）防治并发症：加强对感染、血栓栓塞、蛋白质缺乏、脂代谢紊乱及 AKI 等并发症的预防与治疗。

（4）保护肾功能：要努力防治疾病本身及治疗措施不当导致的肾功能恶化。

(二)具体治疗药物及措施

1.免疫抑制治疗

（1）糖皮质激素（以下简称激素）：对多个免疫反应环节都有抑制作用。能抑制巨噬细胞对抗原的吞噬和处理；抑制淋巴细胞 DNA 合成和有丝分裂，破坏淋巴细胞，使外周淋巴细胞数量减少；抑制辅助性 T 细胞和 B 细胞，使抗体生成减少；抑制细胞因子生成，减轻效应期的免疫性炎症反应等。激素于20世纪50年代初开始应用于原发性肾病综合征治疗，至今仍是最常用的免疫抑制治疗药物。

激素在我国原发性肾病综合征治疗中的使用原则如下。①起始足量：常用药物为泼尼松（或泼尼松龙），每天 1 mg/kg（最高剂量 60 mg/d），早晨顿服，口服 8～12 周，必要时可延长至 16 周（主要适用于 FSGS 患者）；②缓慢减药：足量治疗后，每 2～3 周减少原用量的 10% 左右，当减至 20 mg/d 左右时肾病综合征易反复，应进一步缓慢减量；③长期维持：最后以最小有效剂量（10 mg/d 左右）再维持半年或更长时间，以后再缓慢减量至停药。这种缓慢减药和维持治疗方法可以巩固疗效、减少肾病综合征复发，更值得注意的是，这种缓慢减药方法是预防肾上腺皮质功能不全或危象较为有效的方法。激素是治疗原发性肾病综合征的"王牌"，但是不良反应也很多，包括感染、消化道出血、消化道溃疡穿孔、高血压、水钠潴留、升高血糖、降低血钾、股骨头坏死、骨质疏松、精神兴奋、皮质醇增多症及肾上腺皮质功能不全等，使用时应密切监测。

（2）环磷酰胺：此药是烷化剂类免疫抑制剂。破坏 DNA 的结构和功能，抑制细胞分裂和增殖，对 T 细胞和 B 细胞均有细胞毒性作用，由于 B 细胞生长周期长，故对 B 细胞影响大。环磷酰胺是临床上治疗原发性肾病综合征最常用的细胞毒类药物，可以口服使用，也可以静脉注射使用，由于口服与静脉治疗疗效相似，因此治疗原发性肾病综合征最常使用的方法是口服。具体用法为每天 2 mg/kg（常用 100 mg/d），分 2～3 次服用，总量 6～12 g。用药时需注意适当多饮水及避免睡前服药，并应对药物的各种不良反应进行监测及处理。常见的药物不良反应包括骨髓抑制、出血性膀胱炎、肝损伤、胃肠道反应、脱发与性腺抑制（可能造成不育）。

(3)环孢素 A:是由真菌代谢产物提取得到的 11 个氨基酸组成环状多肽,可以人工合成。能选择性抑制 T 辅助细胞及 T 细胞毒效应细胞,选择性抑制 T 辅助性细胞合成 IL-2,从而发挥免疫抑制作用。不影响骨髓的正常造血功能,对B 细胞、粒细胞及巨噬细胞影响小。已作为 MN 的一线用药,以及难治性 MCD和 FSGS 的二线用药。常用量为每天 3～5 mg/kg,分两次空腹口服,服药期间需监测药物谷浓度并维持在 100～200 ng/mL。近年来,有研究显示用小剂量环孢素 A(每天 1～2 mg/kg)治疗同样有效。该药起效较快,在服药 1 个月后可见到病情缓解趋势,3 个月后可以缓慢减量,总疗程为 1～2 年,对于某些难治性并对环孢素 A 依赖的患者,可采用小剂量每天 1～1.5 mg/kg 维持相当长时间(数年)。若患者治疗 6 个月仍未见效果,那么再继续应用获得缓解机会不大,建议停用。当环孢素 A 与激素联合应用时,激素起始剂量常减半,如泼尼松或泼尼松龙每天0.5 mg/kg。常见的药物不良反应包括急性及慢性肾损害、肝毒性、高血压、高尿酸血症、多毛及牙龈增生等,其中造成肾损害的原因较多(如肾前性因素所致AKI、慢性肾间质纤维化所致慢性肾功能不全等),且有时此损害发生比较隐匿,值得关注。当血肌酐(SCr)较基础值增长超过 30% 时,不管是否已超过正常值,都应减少原药量的 25%～50% 或停药。

(4)他克莫司:又称 FK-506,与红霉素的结构相似,为大环内酯类药物。其对免疫系统的作用与环孢素 A 相似,两者同为钙调神经磷酸酶抑制剂,但其免疫抑制作用强,属高效新型免疫抑制剂。主要抑制白细胞介素-2(IL-2)、IL-3 和干扰素 γ 等淋巴因子的活化和 IL-2 受体的表达,对 B 细胞和巨噬细胞影响较小。常见的药物不良反应包括糖尿病、肾损害、肝损害、高钾血症、腹泻和手颤。腹泻可以致使本药血药浓度升高,需要引起临床医师关注。该药物费用昂贵,是治疗原发性肾病综合征的二线用药。常用量为每天 0.05～0.1 mg/kg,分 2 次空腹服用。服药物期间需监测药物谷浓度并维持在 5～10 ng/mL,治疗疗程与环孢素 A 相似。

(5)吗替麦考酚酯:在人体内代谢为吗替麦考酚酸,后者为次黄嘌呤单核苷酸脱氢酶抑制剂,抑制鸟嘌呤核苷酸的从头合成途径,选择性抑制 T 细胞、B 细胞,通过抑制免疫反应而发挥治疗作用。诱导期常用量为1.5～2.0 g/d,分 2 次空腹服用,共用 3～6 个月,维持期常用量为 0.5～1.0 g/d,维持6～12 个月。该药对部分难治性肾病综合征有效,但缺乏随机对照试验(RCT)的研究证据。该药物价格昂贵,由于缺乏 RCT 证据,现不作为原发性肾病综合征的一线药物,仅适用于一线药物无效的难治性病例。常见的药物不良反应包括胃肠道反应(腹胀、腹泻)、感染、骨髓抑制(白细胞计数减少及贫血)及肝损害。特别值得注意的是,免疫功能低下的患者应用吗替麦考酚酯,可出现卡氏肺孢子菌肺炎、腺病毒或巨细胞病毒等严重感染,甚至威胁生命。

(6)来氟米特:是一种有效治疗类风湿关节炎的免疫抑制剂,在国内,其适应证还可扩大到治疗系统性红斑狼疮。此药通过抑制二氢乳清酸脱氢酶活性,阻断嘧啶核苷酸的生物合成,从而达到抑制淋巴细胞增殖的目的。国外尚无使用来氟米特治疗原发性肾病综合征的报道,国内小样本针对 IgA 肾病合并肾病综合征的临床观察显示,激素联合来氟米特的疗效与激素联合吗替麦考酚酯的疗效相似,但是,后者本身在 IgA 肾病治疗中的作用就不肯定,因此,这个研究结果不值得推荐。一项使用来氟米特治疗 16 例难治性成人 MCD 的研究显示,来氟米特对这部分患者有效,并可以减少激素剂量。由于缺乏 RCT 研究证据,并不推荐用来氟米特治疗原发性肾病综合征。治疗类风湿关节炎等疾病的剂量为10～20 mg/d,共用 6 个月,以后缓慢减量,总疗程为 1～1.5 年。主要不良反应为肝损害、感染和过敏,国外尚有肺间质纤维化的报道。

2.利尿消肿治疗

如果患者存在有效循环血容量不足,则应在适当扩容治疗后再给予利尿剂治疗;如果不存在有效循环血容量不足,则可直接给予利尿剂治疗。

(1)利尿剂治疗:轻度水肿者可用噻嗪类利尿剂联合保钾利尿剂口服治疗,中、重度水肿伴或不伴体腔积液者,应选用袢利尿剂静脉给药治疗(此时肠道黏膜水肿,会影响口服药吸收)。袢利尿剂宜先从静脉输液小壶滴入一个负荷量(如呋塞米 20～40 mg,使髓袢的药物浓度迅速达到利尿阈值),然后再持续泵注维持量(如呋塞米 5～10 mg/h,以维持髓袢的药物浓度始终在利尿阈值上),如此才能获得最佳利尿效果。每天呋塞米的使用总量不超过 200 mg。"弹丸"式给药间期髓袢药物浓度常达不到利尿阈值,此时会出现"利尿后钠潴留"(髓袢对钠重吸收增强,出现"反跳"),致使袢利尿剂的疗效变差。另外,现在还提倡袢利尿剂与作用于远端肾小管及集合管的口服利尿剂(前者如氢氯噻嗪,后者如螺内酯及阿米洛利)联合治疗,因为应用袢利尿剂后,远端肾单位对钠的重吸收会代偿增强,使袢利尿剂利尿效果减弱,合并使用远端肾单位利尿剂能克服这一缺点。

(2)扩容治疗:对于合并有效血容量不足的患者,可静脉输注胶体液提高血浆胶体渗透压扩容,从而改善肾脏血流灌注,提高利尿剂疗效。临床常静脉输注血浆代用品右旋糖酐来进行扩容治疗,应用时需注意:①用含糖而不用含钠的制剂,以免氯化钠影响利尿疗效。②应用相对分子质量为 $20\times10^3\sim40\times10^3$ 的制剂(右旋糖酐-40),以获得扩容及渗透性利尿双重疗效。③用药不宜过频,剂量不宜过大。一般而言,可以 1 周输注 2 次,每次输注 250 mL,短期应用,而且如果没有利尿效果就应及时停药。盲目过量、过频繁地用药可能造成肾损害(病理显示近端肾小管呈"肠管样"严重空泡变性,化验血清肌酐增高,原来激素治疗敏感者变成激素抵抗,出现利尿剂抵抗)。④当尿量<400 mL/d 时禁用,此时药物易滞留并堵塞肾小管,诱发急性肾衰竭。

由于人血制剂(血浆及清蛋白)来之不易,而且难以完全避免变态反应及血源性感染,因此在一般情况下不提倡用人血制剂来扩容利尿。只有当患者尿量<400 mL/d,又必须进行扩容治疗时,才选用人血制剂。

(3)利尿治疗疗效不好的常见原因如下:①有效血容量不足的患者,没有事先静脉输注胶体液扩容,肾脏处于缺血状态,对袢利尿剂反应差;滥用胶体液包括血浆制品及血浆代用品导致严重肾小管损伤(前述的肾小管呈"肠管样"严重空泡变性)时,肾小管对袢利尿剂可完全失去反应,常需数月时间,待肾小管上皮细胞再生且功能恢复正常后,才能重新获得利尿效果。②呋塞米的血浆蛋白(主要为清蛋白)结合率高达 91%～97%。低清蛋白血症可使其血中游离态浓度升高,肝脏对其降解加速;另外,结合态的呋塞米又能随清蛋白从尿中排出体外。因此,低清蛋白血症可使呋塞米的有效血浓度降低及作用时间缩短,利尿效果下降。③袢利尿剂没有按前述要求规范用药,尤其值得注意的是,中、重度肾病综合征患者仍旧口服给药,肠黏膜水肿致使药物吸收差;间断静脉"弹丸"式给药,造成给药间期"利尿后钠潴留";不配合服用作用于远端肾单位的利尿剂,削弱了袢利尿剂疗效。④肾病综合征患者必须严格限盐(摄取食盐2～3 g/d),而医师及患者忽视限盐的现象在临床十分普遍。不严格限盐,上述药物的利尿效果会显著减弱。临床上,对于少数利尿效果极差的难治性重度水肿患者,可采用血液净化技术进行超滤脱水治疗。

3.血管紧张素Ⅱ拮抗剂治疗

大量蛋白尿是肾病综合征的最核心问题,由它引发肾病综合征的其他临床表现(低蛋白血症、高脂血症、水肿和体腔积液)和各种并发症。此外,持续性大量蛋白尿本身可导致肾小球高滤过,增加肾小管蛋白重吸收,加速肾小球硬化,加重肾小管损伤及肾间质纤维化,影响疾病预后。因此减少尿蛋白在肾病综合征治疗中十分重要。

近年来,常用血管紧张素转化酶抑制剂(ACEI)或血管紧张素 AT1 受体阻断剂(ARB)作为肾病综合征患者减少尿蛋白的辅助治疗。研究证实,ACEI 或 ARB 除具有降压作用外,还有确切的减少尿蛋白排泄(可减少 30%)和延缓肾损害进展的肾脏保护作用。其独立于降压的肾脏保护作用机制包括:①对肾小球血流动力学的调节作用。此类药物既扩张入球小动脉,又扩张出球小动脉,但是后一作用强于前一作用,故能使肾小球内高压、高灌注和高滤过降低,从而减少尿蛋白排泄,保护肾脏;②非血流动力学的肾脏保护效应。此类药能改善肾小球滤过膜选择通透性,改善足细胞功能,减少细胞外基质蓄积,故能减少尿蛋白排泄,延缓肾小球硬化及肾间质纤维化。因此,具有高血压或无高血压的原发性肾病综合征患者均宜用 ACEI 或 ARB 治疗,前者能获得降血压及降压依赖性肾脏保护作用,而后者可以获得非降压依赖性肾脏保护效应。

应用 ACEI 或 ARB 治疗的注意事项如下:①肾病综合征患者在循环容量不足(包括利尿、脱水造成的血容量不足,肾病综合征本身导致的有效血容量不足)的情况下,应避免应用或慎用这类药物,以免诱发 AKI。②肾功能不全和/或尿量较少的患者服用这类药物,尤其与保钾利尿剂(螺内酯等)联合使用时,要监测血钾浓度,谨防高钾血症发生。③对激素及免疫抑制剂治疗敏感的患者,如 MCD 患者,蛋白尿能很快消失,无必要也不建议服用这类药物。④不推荐 ACEI 和 ARB 联合使用。

三、不同病理类型的治疗方案

(一)MN

应争取将肾病综合征治疗缓解或者部分缓解,无法达到时,以减轻症状、减少尿蛋白排泄、延缓肾损害进展及防治并发症作为治疗重点。MN 患者尤其应该注意防治血栓栓塞并发症。

本病不提倡单独使用激素治疗;推荐使用足量激素(如泼尼松或泼尼松龙,起始量为每天 1 mg/kg)联合细胞毒类药物(环磷酰胺)治疗,或使用较小剂量激素(如泼尼松或泼尼松龙起始量为每天 0.5 mg/kg)联合环孢素 A 或他克莫司治疗;激素相对禁忌或不能耐受者,也可以单独使用环孢素 A 或他克莫司治疗。对于使用激素联合环磷酰胺治疗无效的患者可以换用激素联合环孢素 A 或他克莫司治疗,反之也然;对于治疗缓解后复发病例,可以重新使用原方案治疗。

2012 年 KDIGO 制定的《肾小球肾炎临床实践指南》,推荐 MN 所致肾病综合征患者应用激素及免疫抑制剂治疗的适应证如下:①尿蛋白持续超过 4 g/d,或是较基线上升超过 50%,经抗高血压和抗蛋白尿治疗 6 个月未见下降(1B 级证据);②出现严重的、致残的或威胁生命的肾病综合征相关症状(1C 级证据);③诊断 MN 后的 6～12 个月 SCr 上升≥30%,能除外其他原因引起的肾功能恶化(2C 级证据)。

出现以下情况建议不用激素及免疫抑制剂治疗:①SCr 持续>3.5 mg/dL(>309 μmol/L)或估算肾小球滤过率(eGFR)<30 mL/(min · 1.73 m²);②超声检查肾脏体积明显缩小(如长径<8 cm);③合并严重的或潜在致命的感染。

(二)微小病变型肾病

应争取将肾病综合征治疗缓解。本病所致肾病综合征对激素治疗十分敏感,治疗后肾病综合征常能完全缓解,但是缓解后肾病综合征较易复发,而且多次复发后可能转型为 FSGS,这必须注意。

初治患者推荐单独使用激素治疗;对于多次复发或激素依赖的患者,可选用激素与环磷酰胺联合治疗;担心环磷酰胺影响生育者或者经激素联合环磷酰胺治疗后无效或仍然复发者,可选用较小剂量激素(如泼尼松或泼尼松龙,起始量为每天 0.5 mg/kg)与环孢素 A 或他克莫司联合治疗,或单独使用环孢素 A 或他克莫司治疗;对于环磷酰胺、环孢素 A 或他克莫司等治疗后都无效或不能耐受的患者,可改用吗替麦考酚酯治疗。对于激素抵抗型患者需重复肾活检,以排除 FSGS。

(三)局灶节段性肾小球硬化

应争取将肾病综合征治疗缓解或部分缓解,但是无法获得上述疗效时,则应改变目标,将减轻症状、减少尿蛋白排泄、延缓肾损害进展及防治并发症作为治疗重点。既往认为本病治疗效果差,但是,近年来的系列研究显示,约有 50%的患者应用激素治疗仍然有效,但显效较慢。其中,顶端型 FSGS 的疗效与 MCD 相似。

目前,推荐使用足量激素治疗,如果肾病综合征未缓解,可持续足量服用 4 个月,完全缓解后逐渐减量至维持剂量,再服用 0.5～1 年;对于激素抵抗或激素依赖患者可以选用较小剂量激素(如泼尼松或泼尼松龙,起始量为每天 0.5 mg/kg)与环孢素 A 或他克莫司联合治疗,环孢素 A 治疗有效的患者可在减量至每天 1～1.5 mg/kg后,维持服用 1～2 年。激素相对禁忌或不能耐受者,也可以单独使用环孢素 A 或他克莫司治疗。不过对 SCr 升高的患者,使用环孢素 A 或他克莫司要谨慎。应用细胞毒药物(如环磷酰胺)、吗替麦考酚酯治疗本病目前缺乏循证医学证据。

(四)系膜增生性肾炎

非 IgA 肾病的系膜增生性肾炎在西方国家较少见,我国病例远较西方国家多。本病所致肾病综合征的治疗方案,要根据肾小球的系膜病变程度,尤其是系膜基质增多程度来决定。轻度系膜增生性肾炎所致肾病综合征的治疗目标及方案与 MCD 相同,且疗效及转归与 MCD 也十分相似;而重度系膜增生性肾炎所致肾病综合征可参考原发性 FSGS 的治疗方案进行治疗。

(五)原发性膜增生性肾炎

原发性膜增生性肾炎较少见,疗效很差。目前并无循证医学证据基础上的有效治疗方案可被推荐,临床上可以试用激素加环磷酰胺治疗,无效者还可试用较小量糖皮质激素加吗替麦考酚酯治疗。如果治疗无效,则应停用上述治疗。

(六)IgA 肾病

约 1/4 的 IgA 肾病患者可出现大量蛋白尿($>3.5 \text{ g/d}$),而他们中仅约 1/2 的患者呈现肾病综合征。现在认为,部分呈现肾病综合征的 IgA 肾病实际为 IgA 肾病与 MCD 的重叠(免疫荧光表现符合 IgA 肾病,而光镜及电镜表现支持 MCD),这部分患者可参照 MCD 的治疗方案进行治疗,而且疗效及转归也与 MCD 十分相似;而另一部分患者是 IgA 肾病本身导致的肾病综合征(免疫荧光表现符合 IgA 肾病,光镜及电镜表现为增生性肾小球肾炎或 FSGS),这部分患者似可参照相应的增生性肾小球肾炎及 FSGS 的治疗方案进行治疗。

应当指出的是,上述多数治疗建议是来自西方国家的临床研究总结,值得从中借鉴,但是是否完全符合中国情况,还必须通过我们自己的实践来进一步验证及总结,不应该教条地盲目应用。同时还应指出,上述治疗方案是依据疾病普遍性面对群体制订的,而在临床实践中,患者情况多种多样,必须具体问题具体分析,个体化地实施治疗。

四、难治性肾病综合征的治疗

(一)难治性肾病综合征的概念

目前,尚无难治性肾病综合征一致公认的定义。一般认为,难治性肾病综合征包括激素抵抗性、激素依赖性及频繁复发性的原发性肾病综合征。激素抵抗性肾病综合征是指用激素规范化治疗 8 周(FSGS 病例需 16 周)仍无效者;激素依赖性肾病综合征是指激素治疗缓解病例,在激素撤减过程中或停药后 14 天内肾病综合征复发者;频繁复发性肾病综合征是指经治疗缓解后半年内复发

≥2次,或1年内复发≥3次者。难治性肾病综合征的患者由于病程较长,病情往往比较复杂,临床治疗上十分棘手。

(二)难治性肾病综合征的常见原因

遇见难治性肾病综合征时,应仔细寻找原因,可能存在以下原因。

1.诊断错误

误将一些继发性肾病(如淀粉样变性肾病等)和特殊的原发性肾病(如脂蛋白肾病、纤维样肾小球病等)当成了普通原发性肾小球疾病应用激素治疗,当然不能取得满意疗效。

2.激素治疗不规范

激素治疗不规范包括:①重症肾病综合征患者仍然口服激素治疗,由于肠黏膜水肿致使药物吸收差,激素血浓度低影响疗效。②未遵守"足量、慢减、长期维持"的用药原则,例如起始量不足、"阶梯式"加量或减药及停药过早或过快,都会降低激素疗效。③忽视药物间相互作用,如卡马西平和利福平等药物能使泼尼松龙的体内排泄速度加快,血药浓度降低过快,影响激素治疗效果。

3.静脉输注胶体液不当

前文已述,过频输注血浆制品或血浆代用品导致肾小管严重损伤(肾小管呈"肠管样"严重空泡变性)时,患者不但对利尿剂完全失去反应,而且原本激素敏感的患者(如MCD患者)也可能变成激素抵抗。

4.肾脏病理的影响

激素抵抗性肾病综合征常见于膜增生性肾炎及部分FSGS和MN;频繁复发性肾病综合征常见于MCD及轻度系膜增生性肾炎(包括IgA肾病及非IgA肾病),而它们多次复发后也容易变成激素依赖性肾病综合征,甚至转换成FSGS变为激素抵抗。

5.并发症的影响

肾病综合征患者存在感染、肾静脉血栓、蛋白营养不良等并发症时,激素疗效均会降低。年轻患者服激素后常起痤疮,痤疮上的"脓头"能显著影响激素疗效,需要注意。

6.遗传因素

研究发现,5%～20%的激素抵抗性肾病综合征患者的肾小球足细胞存在某些基因突变,它们包括导致nephrin异常的*NPHS1*基因突变、导致podocin异常的*NPHS2*基因突变、导致CD2相关蛋白异常的*CD2AP*基因突变、导致细胞骨架蛋白α-辅肌动蛋白4异常的*ACTIN4*基因突变,以及导致WT-1蛋白异

常的 WT -1 基因突变等。

(三)难治性肾病综合征的治疗对策

难治性肾病综合征的病因比较复杂,有的病因如基因突变难以克服,但多数病因仍有可能改变,从而改善肾病综合征难治状态。对难治性肾病综合征的治疗重点在于明确肾病诊断,寻找可逆因素,合理规范用药。现将相应的治疗措施分述如下。

1.明确肾病诊断

临床上常见的误诊原因:①未做肾穿刺病理检查;②进行了肾穿刺活检,但是肾组织未做电镜检查(如会漏诊纤维样肾小球病等)、必要的特殊组化染色(如刚果红染色诊断淀粉样变性)和免疫组化染色检查(如载脂蛋白 ApoE 抗体染色诊断脂蛋白肾病);③病理医师与临床医师沟通不够,没有常规进行临床-病理讨论。所以,遇见难治性肾病综合征应仔细核查有无病理诊断不当或错误的可能,必要时应重复肾活检,进行全面的病理检查及临床-病理讨论,以最终明确疾病诊断。

2.寻找及纠正可逆因素

某些导致肾病综合征"难治"的因素是可逆的,积极寻找及纠正这些可逆因素,就可能改变"难治"状态。①规范化应用激素和免疫抑制剂:对于激素使用不当的 MCD 患者,在调整激素用量和/或改变给药途径后,就能使部分激素"抵抗"患者变为激素有效。MN 患者应避免单用激素治疗,从开始就应激素联合环磷酰胺或环孢素 A 治疗;多次复发的 MCD 患者也应激素联合环磷酰胺或环孢素 A 治疗。总之,规范化治疗极为重要。②合理输注胶体液:应正确应用血浆代用品或血浆制剂扩容,避免滥用导致严重肾小管损伤,而一旦发生就应及时停用胶体液,等待受损肾小管恢复(常需数月),只有肾小管恢复正常后激素才能重新起效。③纠正肾病综合征并发症:感染、肾静脉血栓、蛋白营养不良等并发症都可能影响激素疗效,应尽力纠正。

3.治疗无效患者的处置

尽管已采取上述各种措施,仍然有部分难治性肾病综合征患者病情不能缓解,尤其是肾脏病理类型差(如膜增生性肾炎和部分 MN 及 FSGS)和存在某些基因突变者。这些患者应该停止激素及免疫抑制剂治疗,采取 ACEI 或 ARB 治疗及中药治疗,以期减少尿蛋白排泄及延缓肾损害进展。大量蛋白尿本身就是肾病进展的危险因素。因此,对这些患者而言,能适量减少蛋白尿就是成功,就可能对延缓肾损害进展有利。而盲目地继续应用激素及免疫抑制剂,不但不能获得疗效,反而可能诱发严重感染等并发症,危及患者生命。

五、对现有治疗的评价及展望

综上所述,实施有区别的个体化治疗是治疗原发性肾病综合征的重要原则及灵魂所在。首先应根据肾病综合征患者的病理类型及病变程度,其次要考虑患者年龄、体重、有无用药禁忌证、有无生育需求及个人用药意愿,来个体化地制订治疗方案。现在国内肾穿刺病理检查已逐渐推广,这就为实施个体化的治疗奠定了良好基础。

激素及免疫抑制剂用于原发性肾病综合征治疗已经有很多经验,但是新的药物及制剂不断涌现,尤其是环磷酰胺、环孢素 A、他克莫司、吗替麦可酚酯等免疫抑制剂的先后问世,也为有区别地进行个体化治疗提供了更多有效手段。

虽然原发性肾病综合征的治疗取得了很大进展,但是,治疗药物至今仍主要局限于激素及某些免疫抑制剂。用这样的治疗措施,不少病理类型和病变程度较重的患者仍不能获得良好的治疗效果,一些治疗有效的患者也不能克服停药后的疾病复发,而且激素及免疫抑制剂都有着各种不良反应,有些不良反应甚至可以致残或导致死亡。所以开发新的治疗措施及药物,提高治疗疗效,减少治疗不良反应仍是亟待进行的工作,且任重而道远。

继续深入研究阐明不同类型肾小球疾病的发病机制,进而针对机制的不同环节寻求相应干预措施,是开发新药的重要途径。例如,近年已发现肾小球足细胞上的 PLA2R 能参与特发性 MN 发病,而 suPAR 作为血清中的一种通透因子也能参与 FSGS 致病,如果今后针对它们能够发掘出有效的干预方法及治疗药物,即可能显著提高这些疾病的治疗疗效。已有使用利妥昔单抗(抗 CD20 分子的单克隆抗体)治疗特发性 MN 成功的报道,经过利妥昔单抗治疗后,患者血清抗 PLA2R 抗体消失,MN 获得缓解,而且不良反应少。

治疗措施和药物的疗效及安全性需要高质量的临床 RCT 试验进行验证。但是在治疗原发性肾病综合征上,我国的 RCT 试验很少,所以我国肾病学界应该联手改变这一状态,以自己国家的多中心 RCT 试验资料,来指导医疗实践。

六、原发性肾病综合征的常见并发症

原发性肾病综合征的常见并发症包括感染、血栓和栓塞、急性肾损伤、高脂血症及蛋白质代谢紊乱等。所有这些并发症的发生都与肾病综合征的核心病变——大量蛋白尿和低清蛋白血症具有内在联系。由于这些并发症常使患者的病情复杂化,影响治疗效果,甚至危及生命,因此,对它们的诊断及防治也是原发

性肾病综合征治疗中非常重要的一部分。

(一)感染

感染是原发性肾病综合征的常见并发症,也是导致患者死亡的重要原因之一。随着医学的进展,感染导致患者死亡的事件已显著减少,但在临床实践中它仍是我们需要警惕和面对的重要问题。特别是应用激素及免疫抑制剂治疗的患者,感染常会影响治疗效果和整体预后,处理不好仍会危及生命。

原发性肾病综合征患者感染的发生主要与以下因素有关:①大量蛋白尿导致免疫球蛋白及部分补体成分从尿液丢失,如出现非选择性蛋白尿时大量 IgG 及补体 B 因子丢失,导致患者免疫功能受损。②使用激素和/或免疫抑制剂治疗导致患者免疫功能低下。③长期大量蛋白尿导致患者机体营养不良,抵抗力降低。④严重皮下水肿乃至破溃,细菌容易侵入引起局部软组织感染;大量腹水容易发生自发性腹膜炎。它们严重时都能诱发败血症。

常见的感染为呼吸道感染、皮肤感染、肠道感染、尿路感染和自发性腹膜炎,病原微生物有细菌(包括结核分枝杆菌)、真菌、病毒、支原体和卡氏肺孢子菌等。

有关预测原发性肾病综合征患者发生感染的临床研究还很缺乏。一项儿科临床观察显示,若患儿血浆清蛋白 <15 g/L,其发生感染的相对危险度(relative risk,RR)是高于此值患儿的 9.8 倍,因此,尽快缓解肾病综合征是预防感染发生的关键。一项日本的临床研究表明,成人肾病综合征患者感染发生率为 19%,其危险因素是血清 IgG <6 g/L($RR=6.7$),SCr >176.8 μmol/L(2 mg/dL)($RR=5.3$)。对于血清 IgG <600 mg/dL 的患者,每 4 周静脉输注丙种球蛋白 $10\sim15$ g,可以明显地预防感染发生。

需要注意,正在应用激素及免疫抑制剂治疗的患者,其发生感染时临床表现可能不典型,患者可无明显发热,若出现白细胞计数升高及轻度核左移也容易被误认为是激素引起,因此对这些患者更应提高警惕,应定期主动排查感染,包括一些少见部位的感染,如肛周脓肿。

感染的预防措施包括:①注意口腔护理,可以使用抑制细菌及真菌的漱口液定时含漱,这对使用强化免疫抑制治疗(如甲泼尼龙冲击治疗)的患者尤为重要。对于严重皮下水肿致皮褶破溃渗液的患者,需要加强皮肤护理,防止细菌侵入。②使用激素及免疫抑制剂时,要严格规范适应证、药量及疗程,并注意监测外周血淋巴细胞及 $CD4^+$ 淋巴细胞总数的变化,当淋巴细胞计数 $<600/\mu$L 和/或 $CD4^+$ 淋巴细胞计数 $<200/\mu$L 时,可以给予复方磺胺甲唑(即复方新诺明)预防卡氏肺孢子菌感染,具体用法为每周 2 次,每次 2 片(每片含磺胺甲唑

400 mg和甲氧苄啶 80 mg)。③对于血清 IgG<6 g/L 或反复发生感染的患者，可以静脉输注丙种球蛋白来增强体液免疫；对于淋巴细胞计数<600/μL 和/或 CD4$^+$淋巴细胞计数<200/μL 的患者，可以肌内注射或静脉输注胸腺素来改善细胞免疫。④对于反复发生感染者，还可请中医辨证施治，给予中药调理预防感染。虽然在临床实践中，我们发现中药调理能够发挥预防感染的作用，但是，目前还缺乏循证医学证据支持。

需要指出的是，若使用激素及免疫抑制剂的患者发生了严重感染，可以将这些药物尽快减量或者暂时停用，因为它们对控制感染不利，而且合并感染时，它们治疗肾病综合征的疗效也不佳。但是，某些重症感染如卡氏肺孢子菌肺炎却不宜停用激素，因为激素能减轻间质性肺炎，改善缺氧状态，降低病死率。

(二)血栓和栓塞

肾病综合征合并血栓、栓塞的发生率为 10%～42%，常见肾静脉血栓、其他部位深静脉血栓和肺栓塞。动脉血栓较为少见。血栓和栓塞的发生率与肾病综合征的严重程度、肾小球疾病的种类有关，检测手段的敏感性也影响本病的发现。

1.发病机制

肾病综合征易并发血栓、栓塞的原因主要与血小板活化、凝血及纤溶异常、血液黏稠度增高相关。临床观察发现：①肾病综合征患者血小板功能常亢进，甚至数量增加，患者血清血栓素(TXA2)及血管假性血友病因子(vWF)增加，可促使血小板聚集、黏附功能增强并被激活。②低清蛋白血症刺激肝脏合成蛋白，导致血中大分子的凝血因子Ⅰ、Ⅱ、Ⅴ、Ⅶ、Ⅷ、Ⅹ浓度升高；而内源性抗凝物质(凝血酶Ⅲ及蛋白 C、S)因相对分子质量小，随尿排出，血清浓度降低。③纤溶酶原相对分子质量较小，随尿排出，血清浓度降低，而纤溶酶原激活物抑制物 PAI-1 及纤溶酶抑制物 α2-巨球蛋白血浓度升高。上述变化导致血栓易于形成而不易被溶解。④肾病综合征患者有效血容量不足、血液浓缩及出现高脂血症等，致使血液黏稠度增高，也是导致血栓发生的危险因素。此外，不适当地大量利尿以及使用激素治疗也能增加血栓形成的风险。

肾小球疾病的病理类型也与血栓、栓塞并发症有关：MN 的发生率最高，为 29%～60%，明显高于 MCD 和 FSGS(分别为 24.1% 和 18.8%)，MN 合并血栓的风险是 IgA 肾病的 10.8 倍，并易发生有临床症状的急性静脉主干血栓如肾静脉、肺血管主干血栓，原因至今未明。

研究认为，能预测肾病综合征患者血栓、栓塞并发症风险的指标如下：①血浆清蛋白<20 g/L,新近发现 MN 患者血浆清蛋白<28 g/L 时血栓栓塞风险即明显升高;②病理类型为 MN;③有效血容量明显不足。

2.临床表现与影像学检查

血栓、栓塞并发症的临床表现可能非常不明显,以肾静脉血栓为例,多数分支小血栓并没有临床症状。因此,要对肾病综合征患者进行认真细致的观察,必要时及时做影像学检查,以减少漏诊。患者双侧肢体水肿不对称,提示水肿较重的一侧肢体有深静脉血栓可能;腰痛、明显血尿、B 超发现一侧或双侧肾肿大以及不明原因的 AKI,提示肾静脉血栓;胸闷、气短、咯血和胸痛提示肺栓塞。

在肾静脉血栓诊断方面,多普勒超声有助于发现肾静脉主干血栓,具有方便、经济和无损伤的优点,但是敏感性低,而且检查准确性较大程度地依赖操作者技术水平。CT 检查及 MRI 肾静脉成像有较好的诊断价值,而选择性肾静脉造影仍是诊断的"金标准"。在肺栓塞诊断上,核素肺通气/灌注扫描是较为敏感、特异的无创性诊断手段。CT 检查及 MRI 肺血管成像及超声心动图也可为诊断提供帮助,后者可发现肺动脉高压力、右心室和/或右心房扩大等征象。肺动脉造影是诊断肺栓塞的"金标准",发现栓塞后还可以局部溶栓。上述血管成像检查均需要使用对比剂(包括用于 X 线检查的碘对比剂及用于 MRI 检查的钆对比剂),故应谨防对比剂带来的肾损害,尤其是对已有肾损害的患者。

3.预防与治疗

原发性肾病综合征并发血栓、栓塞的防治至今没有严格的 RCT 临床研究报道,目前的防治方案主要来自小样本的临床观察。

(1)血栓、栓塞并发症的预防:比较公认的观点是,肾病综合征患者均应服用抗血小板药物,而当血浆清蛋白<20 g/L 时即开始抗凝治疗。对于 MN 患者抗凝指征应适当放宽一些。Lionaki 等研究显示,MN 患者血浆清蛋白≤28 g/L 深静脉血栓形成的风险是>28 g/L 者的 2.5 倍,血浆清蛋白每降低 10 g/L,深静脉血栓的风险增加 2 倍。因此,目前有学者建议 MN 患者血浆清蛋白<28 g/L 即应给予预防性抗凝治疗。抗凝药物常采用肝素或低分子肝素皮下注射或口服华法林。口服华法林时,应将凝血酶原时间的国际标准化比率(INR)控制在 1.5～2.0,华法林与多种药物均能起相互反应,影响(增强或减弱)抗凝效果,用药时需要注意。

(2)血栓、栓塞并发症的治疗:血栓、栓塞并发症一旦发生即应尽快进行如下治疗。①溶栓治疗:引起急性肾衰竭的急性肾静脉主干大血栓,或导致收缩压下降至<12.0 kPa(90 mmHg)的急性肺栓塞,均应考虑进行溶栓治疗。既往常用

尿激酶进行溶栓,最适剂量并未确定,可考虑用$(6\sim20)\times10^4$ U稀释后缓慢静脉滴注,每天1次,10～14天1个疗程;现在也可采用重组人组织型纤溶酶原激活剂治疗,它能选择性地与血栓表面的纤维蛋白结合,纤溶效力强,用量为50 mg或100 mg,开始时在1～2分钟静脉推注1/10剂量,剩余的9/10剂量在稀释后缓慢静脉滴注,2小时滴完。使用重组人组织型纤溶酶原激活剂要监测血清纤维蛋白原浓度,避免过低引起出血。国内多中心研究结果显示,50 mg和/或100 mg两种剂量的疗效相似,而前者出血风险明显降低。②抗凝治疗:一般而言,原发性肾病综合征患者出现血栓、栓塞并发症后要持续抗凝治疗半年,若肾病综合征不缓解且血清清蛋白仍<20 g/L时,还应延长抗凝时间,否则血栓、栓塞并发症容易复发。口服华法林进行治疗时,由于华法林起效慢,故需在开始服用的前3～5天,与肝素或低分子肝素皮下注射重叠,直至INR>2.0后才停用肝素或低分子肝素。在整个服用华法林期间都一定要监测INR,控制INR在2.0～2.5。若使用重组人组织型纤溶酶原激活进行溶栓治疗,则需等血清纤维蛋白原浓度恢复正常后,才开始抗凝治疗。

(三)急性肾损伤

由原发性肾病综合征引起的AKI主要有以下2种:①有效血容量不足导致的肾前性AKI,常只出现轻、中度氮质血症。②机制尚不清楚的特发性AKI,常呈现急性肾衰竭。至于肾小球疾病本身(如新月体肾小球肾炎)引起的AKI、治疗药物诱发的AKI(如药物过敏所致急性间质性肾炎或肾毒性药物所致急性肾小管坏死),以及肾病综合征并发症(如急性肾静脉主干血栓)所致AKI,均不在此讨论。

1.急性肾前性氮质血症

严重的低清蛋白血症导致血浆胶体渗透压下降,水分渗漏至皮下及体腔,致使有效循环容量不足,肾灌注减少,从而诱发急性肾前性氮质血症。临床上出现血红蛋白增高、体位性心率及血压变化(体位迅速变动,如从卧到坐或从坐到站时,患者心率加快、血压下降,严重时出现直立性低血压,乃至虚脱)、化验血尿素氮(BUN)与SCr升高,但是BUN升高幅度更大(两者均以mg/dL作单位时,BUN与SCr的比值>20:1,这是由于肾脏灌注不足时,原尿在肾小管中流速慢,其中尿素氮被较多地重吸收入血导致)。急性肾前性氮质血症者应该用胶体液扩容,然后利尿,扩容利尿后肾功能即能很快恢复正常。盲目增加袢利尿剂剂量,不但不能获得利尿效果,反而可能造成肾素-血管紧张素系统及交感神经系统兴奋,进一步损害肾功能。而且,这类患者不能用ACEI或ARB类药物,会加重肾前性氮质血症。

2.特发性急性肾衰竭

特发性急性肾衰竭最常见于复发性 MCD,有时也可见于其他病理类型,机制不清,某些患者可能与大量尿蛋白形成管型堵塞肾小管和/或肾间质水肿压迫肾小管相关。患者的临床特点是年龄较大(有文献报道平均 58 岁),尿蛋白量大(常＞10 g/d),血浆清蛋白低(常低于 20 g/L),常在肾病综合征复发时出现 AKI(经常为少尿性急性肾衰竭)。特发性急性肾衰竭要用除外法进行诊断,即必须一一排除各种病因所致急性肾衰竭后才能诊断。对特发性急性肾衰竭的治疗措施包括:①积极治疗基础肾脏病。由于绝大多数患者的基础肾脏病是 MCD,故应选用甲泼尼龙冲击治疗(每次 0.5～1.0 g,稀释后静脉滴注,每天或隔天 1 次,3 次为 1 个疗程),以使 MCD 尽快缓解,患者尿液增多冲刷掉肾小管中管型,使肾功能恢复。②进行血液净化治疗。血液净化不但能清除尿毒素,纠正水、电解质、酸碱平衡紊乱,为维持生命赢得治疗时间,而且还能通过超滤脱水,使患者达到干体重,减轻肾间质水肿,促进肾功能恢复。③口服或输注碳酸氢钠。可碱化尿液,防止肾小管中蛋白凝固成管型,并可纠正肾衰竭时的代谢性酸中毒。大多数患者经上述有效治疗后,肾功能可完全恢复正常,但往往需要较长恢复时间(4～8 周)。必须注意,此 AKI 并非有效血容量不足引起,盲目输注胶体液不但不能使 AKI 改善,反而可能引起急性肺水肿。

(四)脂肪代谢紊乱

高脂血症是肾病综合征的表现之一。统计表明,约有 80％的患者存在高胆固醇血症、高低密度脂蛋白血症及不同程度的高甘油三酯血症。高脂血症不仅可以进一步损伤肾脏,而且还可使心脑血管并发症增加。因此,合理有效地控制血脂,也是原发性肾病综合征治疗的重要组成部分。

肾病综合征合并高脂血症的机制尚未完全阐明,已有的研究资料提示:高胆固醇血症发生的主要原因是肾病综合征时肝脏脂蛋白合成增加(大量蛋白尿致使肝脏合成蛋白增加,合成入血的脂蛋白因相对分子质量大不能从肾滤过排除,导致血浓度增高),而高甘油三酯血症发生的主要原因是体内降解减少(肾病综合征时,脂蛋白脂酶从尿中丢失,活性下降,导致甘油三酯的降解减少)。

对于激素治疗反应良好的肾病综合征病理类型(如 MCD),不要急于应用降脂药,肾病综合征缓解后数月内,血脂往往能自行恢复正常,这样可使患者避免发生不必要的药物不良反应及增加医疗费用。若应用激素及免疫抑制剂治疗,肾病综合征不能在短期内缓解甚至无效时(如某些 MN 患者),应给予降脂药物治疗。以高胆固醇血症为主要表现者,应选用羟甲基戊二酰辅酶 A（HMG-CoA）还原酶抑制剂（即他汀类药物）,每晚睡前服用,服药期间要注意肝及肌肉损害（严重者可出现横纹肌溶解）不良反应。以高甘油三酯血症为主要表现者,应选用纤维酸衍生物类药（即贝特类药物）,用药期间注意监测肝功能。另外,所有高脂血症患者均应限制脂肪类食物摄入,高甘油三酯血症患者还应避免糖类摄入过多。

（五）甲状腺功能减退

相当一部分原发性肾病综合征患者血清甲状腺素水平低下,这是由于与甲状腺素结合的甲状腺结合球蛋白（相对分子质量 60×10^3）从尿液中大量丢失。观察表明,约 50％的患者血中的总 T_3 及总 T_4 下降,但是游离 T_3（FT_3）、游离 T_4（FT_4）及促甲状腺素（TSH）正常。患者处于轻度的低代谢状态,这可能有利于肾病综合征患者的良性调整,避免过度能量消耗,因此不需要干预。

不过个别患者可出现甲状腺功能减退的表现,致使本来激素敏感的病理类型使用激素治疗不能获得预期效果。这时需要仔细监测患者的甲状腺功能,若 FT_3、FT_4 下降,特别是 TSH 升高时,在认真排除其他病因导致的甲状腺功能减退后,可给予小剂量甲状腺素治疗（左甲状腺素 $25 \sim 50~\mu g/d$）,常能改善患者的一般状况及对激素的敏感性。虽然这种治疗方法尚缺乏 RCT 证据,但在临床实践中具有一定效果。这一经验治疗方法还有待于今后进一步的临床试验验证。

第二节　急性肾小球肾炎

急性肾小球肾炎简称急性肾炎,是一种常见的原发性肾小球疾病。本病大多呈急性起病,临床表现为血尿、蛋白尿、高血压、水肿、少尿及氮质血症。因其表现为一组临床综合征,为此又称为"急性肾炎综合征"。急性肾小球肾炎常见于多种致病微生物感染之后发病,尤其是链球菌感染,但也有部分患者由其他微生物感染所致,如葡萄球菌、肺炎链球菌、伤寒杆菌、梅毒、病毒、原虫及真菌等引起。通常临床所指的急性肾小球肾炎即指链球菌感染后肾小球肾炎,本节也以此为重点阐述。

一、急性肾小球肾炎发病机制与临床表现

(一)发病机制

本病发病与抗原抗体介导的免疫损伤密切相关。当机体被链球菌感染后,其菌体内某些有关抗原与相应的特异抗体于循环中形成抗原-抗体复合物,随血流抵达肾脏,沉积于肾小球而致病。但也可能是链球菌抗原中某些带有阳电荷的成分通过与肾小球基底膜(GBM)上带有阴电荷的硫酸类肝素残基作用,先植于 GBM,然后通过原位复合物方式而致病。当补体被激活后,炎症细胞浸润,导致肾小球免疫病理损伤而致疾病。肾小球毛细血管的免疫性炎症使毛细血管腔变窄,甚至闭塞,并损害肾小球滤过膜。可出现血尿、蛋白尿及管型尿等,并使肾小球滤过率下降。因而对水钠各种溶质(包括含氮代谢产物、无机盐)的排泄减少,而发生水钠潴留,继而引起细胞外液容量增加。因此,临床上有水肿、尿少、全身循环充血状态、呼吸困难、肝大、静脉压增高等表现。本病引发的高血压目前认为是由于血容量增加所致,同时,也可能与肾素-血管紧张素-醛固酮系统活力增强有关。

本病急性期表现为弥漫性毛细血管内增生性肾小球肾炎、肾小球增大,并含有细胞成分,内皮细胞肿胀,系膜细胞浸润。电镜下可见上皮下沉淀物呈驼峰状。免疫荧光检查可见弥漫的呈颗粒状的毛细血管袢或系膜区的 IgG、C_3 和备解素的免疫沉着,偶有少量 IgM 和 C_4。

(二)临床表现

急性肾小球肾炎可发生于各年龄组,但以儿童及青少年多见。本证起病较急,病情轻重不一,多数病例患病前有链球菌感染史。感染灶以上呼吸道及皮肤为主,如扁桃体炎、咽炎、气管炎、鼻窦炎等。在上述前驱感染后,有 1～3 周无症状的间歇期。间歇期后,即急性起病,首发症状多为水肿和血尿,是典型性急性肾炎综合征。重症者可发生急性肾衰竭。

1.全身症状

发病时症状轻重不一,患者常有头痛、食欲减退、恶心、呕吐、腰困、疲乏无力,部分患者先驱感染没有控制,可有发热、咽喉疼痛、咳嗽、体温一般在 38 ℃上下,发热以儿童多见。

2.水肿、少尿

水肿、少尿常为本病的首发症状,占患者的 $80\%～90\%$,在发生水肿之前,患者都有少尿。轻者仅晨起眼睑水肿,或伴有双下肢轻度可凹性水肿,面色较苍

白。重者可延及全身,体重增加。水肿出现的部位主要取决于两个因素,即重力作用和局部组织张力。儿童皮肤及皮下组织较紧密,则水肿的凹陷性不十分明显。另外,水肿的程度还与钠盐的食入量有密切关系。钠盐入量多则水肿加重,严重者可有胸腔积液、腹水。

3.血尿

几乎全部患者均有肾小球源性血尿,是本病常见的初起症状。尿是浑浊棕红色,洗肉水样色。一般在数天内消失,也可持续1～2周转为镜下血尿。经治疗后一般镜下血尿多在6个月内完全消失,也可因劳累、紧张、感染后反复出现镜下血尿,也可持续1～2年才完全消失。

4.蛋白尿

多数患者有不同程度的蛋白尿,以清蛋白为主。极少数患者表现为肾病综合征。蛋白尿持续存在提示病情迁延或有转为慢性肾炎的可能。

5.高血压

大部分患者可出现一过性轻、中度高血压。收缩压、舒张压均增高,往往与血尿、水肿同时存在。一般持续2～3周,多随水肿消退而降至正常。产生原因主要与水钠潴留、血容量扩张有关。经利尿消肿后血压随之下降,少数患者可出现重度高血压,并可并发高血压脑病、心力衰竭或视网膜病变,出现充血性心力衰竭、肺水肿等。

6.肾功能异常

少数患者可出现少尿(<400 mL/24 h)、肾功能一过性受损,表现为轻度氮质血症。于2周后尿量增加,肾功能于利尿后数天内可逐渐恢复,仅有极少数患者可表现为急性肾衰竭。

二、急性肾小球肾炎的诊断与鉴别诊断

(一)诊断

1.前驱感染史

一般起病前有呼吸道或皮肤感染,也可能有其他部位感染。

2.尿常规及沉渣检查

(1)血尿:为急性肾炎重要表现,肉眼血尿或镜下血尿,尿中红细胞多为严重变形红细胞,这是由于红细胞通过病变毛细血管壁和流经肾小管过程中,因渗透压改变而变形。此外,还可见红细胞管型,表示肾小球有出血渗出性炎症,是急性肾炎的重要特点。

(2)管型尿:尿沉渣中常见有肾小管上皮细胞、白细胞,偶有白细胞管型及大量透明和颗粒管型,一般无蜡样管型及宽大管型,如果出现此类管型,提示原肾炎急性加重,或全身系统性疾病,如红斑狼疮或血管炎。

(3)尿蛋白:通常为(+)～(++),24小时蛋白总量<3.0 g,尿蛋白多属非选择性。

(4)尿少与水肿:本病急性发作期24小时尿量一般在1 000 mL以下,并伴有面部及下肢轻度水肿。

3.血常规检查

白细胞计数可正常或增加,此与原感染性是否仍继续存在有关。急性期红细胞沉降率常增快,一般在30～60 mm/h,常见轻度贫血,此与血容量增大、血液稀释有关,于利尿消肿后即可恢复,但也有少数患者有微血管溶血性贫血。

4.肾功能及血生化检查

急性期GFR呈不同程度下降,但肾血浆流量常可正常。因此滤过分数常下降。与肾小球功能受累相比,肾小管功能相对良好,肾浓缩功能仍多保持正常。临床常见一过性氮质血症,血中尿素氮、肌酐轻度增高,尿钠和尿钙排出减少,不限进水的患者可有轻度稀释性低钠血症。此外,还可出现高血钾和代谢性酸中毒症。

5.有关链球菌感染的细胞学和血清学检查

链球菌感染后,机体对菌体成分及其产物相应的抗体,如抗链球菌溶血素O抗体(ASO),其阳性率可达50%～80%,常借助检测此抗体以证实前期的链球菌感染。通常在链球菌感染后2～3周出现,3～5周滴度达高峰,半年内可恢复正常,75%患者1年内转阴。在判断所测结果时应注意,ASO滴度升高仅表示近期内曾有链球菌感染,与急性肾炎发病的可能性及病情严重性不直接相关。经有效抗生素治疗者其阳性率降低,皮肤感染灶患者阳性率也低。另外,部分患者起病早期循环免疫复合物及血清冷球蛋白可呈阳性,但应注意病毒所致急性肾炎者可能前驱期短,一般为3～5天,以血尿为主要表现,C_3不降低,ASO不增高,预后好。

血浆补体测定除个别患者外,肾炎病程早期,血总补体及C_3均明显下降,6周后可恢复正常,此规律性变化为急性肾炎的典型表现。血清补体下降程度与急性肾炎病情轻重无明显相关,但低补体血症持续8周以上者,应考虑有其他类型肾炎的可能,如膜增生性肾炎、冷球蛋白血症或狼疮性肾炎等。

6.血浆蛋白和脂质测定

本症患者有少数清蛋白常轻度降低,这是由于水钠潴留的血容量增加和血液稀释造成,并不是由尿蛋白丢失而致,经利尿消肿后可恢复正常。有少数患者伴有 α_2、β 脂蛋白增高。

7.其他检查

如少尿 1 周以上或进行性尿量减少伴肾功能恶化者、病程超过 2 个月而无好转趋势者、急性肾炎综合征伴肾病综合征者,应考虑进行肾活检以明确诊断,指导治疗。

8.非典型患者的临床诊断

最轻的亚临床患者可全无水肿、高血压和肉眼血尿,仅于链球菌感染后或急性肾炎紧密相接触者,行尿常规检查而发现镜下血尿,甚至尿检也正常,仅血中 C_3 呈典型的规律性改变,即急性期明显降低,而6～8 周恢复正常。此类患者如行肾活检可呈典型的毛细血管内增生及特征性驼峰病变。

(二)鉴别诊断

1.发热性尿蛋白

急性感染发热患者可出现蛋白尿、管型及镜下血尿,极易与不典型或轻度急性肾炎患者相混淆,但前者无潜伏期,无水肿和高血压,热退后尿常规迅速恢复正常。

2.急进性肾炎

起病初期与急性肾炎很难鉴别,本病在数天或数周内出现进行性肾功能不全、少尿或无尿,可帮助鉴别,必要时需采用肾穿刺病理检查,如表现为新月体肾小球肾炎可资鉴别诊断。

3.慢性肾炎急性发作

大多数慢性肾炎往往起病隐匿,急性发作常继发感染后,前驱期往往较短,1～2 天即出现水肿、少尿、氮质血症等,严重者伴有贫血、高血压,肾功能持续损害常常可伴有夜尿增多,尿比重常低。

4.IgA 肾病

IgA 肾病主要以反复发作性血尿为主要表现,ASO、C_3 往往正常,肾活检可以明确诊断。

5.膜性肾炎

膜性肾炎常以急性肾炎样起病,但常常蛋白尿明显,血清补体持续下降

＞8周,本病恢复不及急性肾炎明显,必要时行肾穿活检明确诊断。

6.急性肾盂肾炎或尿路感染

尿常规检查常有白细胞和脓细胞、红细胞,患者并有明显的尿路刺激症状和畏寒发热,补体正常,中段尿培养可确诊。

7.继发性肾炎

继发性肾炎如过敏性紫癜性肾炎、狼疮性肾炎、乙型肝炎病毒相关性肾炎等。本类肾炎原发病症状明显,不难诊断。

8.并发症

(1)循环充血状态:因水钠潴留,血容量扩大,循环负荷过重,乃至表现循环充血性心力衰竭甚至肺水肿,此与病情轻重和治疗情况相关,临床表现为气急,不能平卧,胸闷,咳嗽,肺底湿性啰音,肝大压痛,心率快,奔马律等左、右心衰竭症状。此为血容量扩大所致,而与真正心肌泵衰竭不同,且强心剂效果不佳,利尿剂的应用常助其缓解。

(2)高血压脑病:是指血压急剧增高时(尤其是舒张压)伴发的中枢神经系统症状而言,一般儿童较成年人多见。一般认为此症是在高血压的基础上,脑部小血管痉挛,导致脑缺氧、脑水肿而致。但也有学者认为当血压急剧升高时,脑血管原具备的自动舒缩功能失调或失控,脑血管高度充血脑水肿而致。此外,急性肾炎时,水钠潴留也在发病中起一定作用。此并发症多发生在急性肾炎起病后1～2周。起病较急,临床表现为剧烈头痛,频繁恶心、呕吐,继之视力障碍、眼花、复视、暂时性黑矇,并有嗜睡或烦躁。如不及时治疗则发生惊厥、昏迷,少数暂时偏瘫失语,严重时发生脑疝。神经系统多无局限性体征,浅反射及腱反射可减弱或消失,眼底检查常见视网膜小动脉痉挛,有时可见视盘水肿,脑脊液清亮,压力和蛋白正常或略高。当高血压伴视力障碍、惊厥、昏迷中的任一项,即可诊断。

(3)急性肾衰竭:急性肾炎患者中,有相当一部分病例有程度不一的氮质血症,但真正进展为急性肾衰竭者仅为极少数。由于防治及时,前两类并发症已大为减少,但合并急性肾衰竭尚无有效防止措施,已成为急性肾炎死亡的主要原因。临床表现为少尿或无尿,血尿素氮、肌酐升高,高血钾、代谢性酸中毒等尿毒症改变。在此情况下应及时行血液透析、肾替代疗法(按急性肾衰竭治疗)。如经治疗少尿或无尿3～5天或1周者,此后尿量逐渐增加,症状消失,肾功能可逐渐恢复。

(三)诊断标准

(1)起病较急,病情轻重不一,青少年儿童发病多见。

(2)前驱有上呼吸道及皮肤等感染史,多在感染后1~4周发病。

(3)多见血尿(肉眼或镜下血尿)、蛋白尿、管型(颗粒管型和细胞管型)。

(4)水肿,轻者晨起双眼睑水肿,重者可有双下肢及全身水肿。

(5)有短暂氮质血症,轻中度高血压,B超检查双肾形态大小正常。

三、急性肾小球肾炎的治疗

本病的治疗以休息及对症治疗为主,纠正水钠潴留,纠正血液循环容量负荷重,抗高血压,防治急性期并发症,保护肾功能,如急性肾衰竭可行透析治疗。因本病属自限性疾病,一般不适宜应用糖皮质激素及细胞毒类药物。

(一)一般治疗

急性期应卧床休息2~3周,待肉眼血尿消失,水肿消退及血压恢复正常,然后逐渐增加室内活动量,3~6个月应避免较重的体力活动。如活动后尿改变加重者应再次卧床休息。急性期低钠饮食,每天摄入食盐3 g以下,保证充足热量。肾功能正常者不需限制蛋白质入量,适当补充优质蛋白质饮食,对有氮质血症者,应限制蛋白质入量,以减轻肾脏负担。水肿严重尿少者,除限盐外还应限制水的入量。

(二)感染灶的治疗

对有咽部、牙周、鼻窦、气管、皮肤感染灶者应给予青霉素1~2周治疗。对青霉素过敏者可用大环内酯类抗生素。对于反复发作的慢性扁桃体炎,病证迁延2~6个月及以上者,尿中仍有异常且考虑与扁桃体病灶有关时,待病情稳定后(尿蛋白少于＋),尿沉渣计数少于10个/HP者,可考虑做扁桃体切除术,术前、术后需用2~3周青霉素。

(三)抗凝治疗

根据发病机制,且有肾小球内凝血的主要病理改变,主要为纤维素沉积及血小板聚集。因此,在临床治疗时并用抗凝降纤疗法,有助于肾炎的缓解和恢复,具体方法如下。

1.肝素

按成人每天总量5 000~10 000 U加入5％葡萄糖注射液250 mL静脉滴注,每天1次,10~14天为1个疗程,间隔3~5天,再行下1个疗程,共用2~

3 个疗程。

2.丹红注射液

成人用量为 20～40 mL,加入 5％葡萄糖注射液中,用法疗程同肝素,小儿酌减。或选择其他活血化瘀中成药注射剂,如血塞通、舒血通、川芎、丹参注射剂等。

3.尿激酶

成人每天总量 5 000～10 000 U,加入 5％葡萄糖 250 mL 中,用法疗程如丹红注射液,小儿酌减。注意肝素与尿激酶不要同时应用。

4.双嘧达莫(潘生丁)

成人 50～100 mg,每天 3 次口服,可连服 8～12 周,小儿酌情服用。

(四)利尿消肿

急性肾炎的主要生理病理变化为钠潴留,细胞外液量增加导致临床上水肿、高血压、循环负荷过重及致心肾功能不全等并发症。应用利尿剂不仅能达到消肿利尿作用,且有助于防治并发症。

1.轻度水肿

颜面部及双下肢轻度水肿(无胸腔积液、腹水者),常用噻嗪类利尿剂。如氢氯噻嗪,成人25～50 mg,1～2 次/天,口服,此类利尿剂作用于远端肾小管。当GFR 为 25 mL/min 时,常不能产生利尿效果,此时可用袢利尿剂。

2.中度水肿

伴有肾功能损害及少量胸腔积液或腹水者,先用噻嗪类利尿剂,氢氯噻嗪25～50 mg,1～2 次/天。但当 GFR 为 25 mL/min 时,可加用袢利尿剂,如呋塞米(速尿)每次 20～40 mg,1～3 次/天,如口服效差,可肌内注射或静脉给药,30 分钟起效,但作用短暂,仅 4～6 小时,可重复应用。此两种药在肾小球滤过功能严重受损,肌酐清除率为 5～10 mL/min 时,仍有利尿作用,应注意大剂量时可致听力及肾脏严重损害。急性肾炎一般不用汞利尿剂、保钾利尿剂及渗透性利尿剂。

3.重度水肿

当每天尿量＜400 mL,并有大量胸腔积液、腹水,伴肾功能不全,甚至急性肾衰竭、高血压、心力衰竭并发症时,立即应用大剂量强利尿剂,如呋塞米(速尿)60～120 mg,缓慢静脉推注,但剂量不能＞400 mg/d。因剂量过大,并不能增强利尿效果,反而会使不良反应明显增加,导致不可逆性耳聋。应用后如利尿效果仍不理想,则应考虑血液净化学治疗(以下简称化疗)法,如血液透析、腹膜透析等,而不应冒风险应用过大剂量的利尿剂。此外,还可应用血管解痉药,如多巴胺以达利尿目的。

注意:其他利尿剂不宜应用,如汞利尿剂对肾实质有损害;渗透性利尿剂如甘露醇可增加血容量,加重心脑血管负荷而发生意外,还有诱发急性肾衰竭的潜在危险;保钾利尿剂可致血钾升高,尿少时不宜使用。对高尿酸血症患者,应慎用利尿剂。

(五)降压治疗

血压不超过 18.7/12.0 kPa(140/90 mmHg)者可暂缓治疗,严密观察。若经休息、限水、限盐、利尿治疗后,血压仍高者,应给予降压药,可根据高血压的程度、起病缓急,首选一种品种和小剂量使用。

1.钙通道阻滞剂

如硝苯地平(硝苯吡啶)、尼群地平类。此类药品可通过阻断钙离子进入细胞内而干扰血管平滑肌的兴奋-收缩偶联,降低外阻血管阻力而使血压下降,并能较好地维持心、脑、肾血流量。口服或舌下含服均吸收良好,每次 10 mg,2～3 次/天,用药后 20 分钟血压下降,1～2 小时作用达高峰,持续 4～6 小时。控释片、缓释片按说明服用,与 β 受体阻滞剂合用可提高疗效,并可减轻硝苯地平引起的心率加快。

2.血管紧张素转化酶抑制剂

通过抑制血管紧张素转换酶的活性,而抑制血管紧张素扩张小动脉,适用于肾素-血管紧张素-醛固酮介导的高血压,也可应用于合并心力衰竭的患者,常用药物如卡托普利(巯甲丙脯酸)口服 25 mg,15 分钟起效,服用盐酸贝那普利(洛丁新)5～10 mg,每天 1 次服用,对肾素依赖性高血压效果更好。

3.α_1受体阻滞剂

如哌唑嗪,具有血管扩张作用,能减轻心脏前后负荷,宜从小剂量开始逐渐加量,不良反应有直立性低血压、眩晕或乏力等。

4.硝普钠

硝普钠用于严重高血压者,用量为 1～3 $\mu g/(kg \cdot min)$,速度持续静脉滴注,数秒内即起作用。其常溶于 200～500 mL 的 5% 葡萄糖注射液中静脉滴注,先从小剂量开始,依血压调整滴数。此药物的优点是作用快、疗效高、毒性小,既作用于小动脉阻力血管,又作用于静脉的血容量血管,能降低外周阻力,而不引起静脉回流增加,故适用于心力衰竭患者。

(六)严重并发症的治疗

1.急性循环充血性状态和急性充血性心力衰竭的治疗

当急性肾炎出现胸闷、心悸、肺底啰音、心界扩大等症状时,心排血量并不降低,射血指数并不减少,与心力衰竭的病理生理基础不同,而是水钠潴留,血容量增加所致淤血状态。此时首先要绝对卧床休息,严格限制钠、水入量,同时应用强利尿剂。硝普钠或酚妥拉明药物多能使症状缓解,发生心力衰竭时,可适当应用地高辛或毒毛花苷 K。危重患者可采用轮流束缚上下肢或静脉放血,每次150～300 mL,以减轻心脏负荷和肺淤血。当保守治疗无效时,可采用血透脱水治疗。

2.高血压脑病治疗

出现高血压脑病时,应首选硝普钠,剂量为 5 mg 加入 10％葡萄糖注射液100 mL 中静脉滴注,4 滴/分开始。用药时应监测血压,每 5～10 分钟测血压1 次。根据血压变化情况调节滴数,最大15 滴/分,为 1～2 $\mu g/(kg \cdot min)$,每天总剂量＜100 $\mu g/kg$。用药后如患者高血压脑病缓解,神志好转,停止抽搐,则应改用其他降压药维持血压。因高血压脑病可致生命危险,故应快速降压,争分夺秒。硝普钠起效快,半衰期短,1～2 分钟可显效,停药 1～10 分钟作用可消失,无药物依赖性。但应注意硝普钠可产生硫氰酸盐代谢产物,故静脉用药浓度应低,滴速应慢,应用时间要短(＜48 小时),并应严密监测血压,如降压过度,可使有效循环血容量过低,而致肾血流量降低,灌注不足引起肾功能损害。应用硝普钠抢救急性肾炎高血压危象,疗效可靠、安全,而且不良反应小。

当高血压伴有脑水肿时,宜采用强利尿剂及脱水药以降低颅脑压力。降颅压和脱水治疗可应用 20％甘露醇,每次 5 mL/kg,静脉注射或静脉快速滴注,视病情 4～8 小时 1 次。呋塞米(速尿)每次 1 mg/kg 静脉滴注,每 6～8 小时 1 次。地塞米松 0.3～0.5 mg/kg(或 5～10 mg/次,每 6～8 小时 1 次)。如有惊厥应注意对症止痉。持续抽搐者,成人可用地西泮(安定)每次0.3 mg/kg,总量不超过10～15 mg 静脉给药,并可辅助吸氧等。

3.透析治疗

本病有以下两种情况时可采用透析治疗。

(1)少尿性急性肾衰竭,特别是有高血钾存在时。

(2)严重水钠潴留引起急性左心衰竭者,应及时给予透析治疗,以帮助患者度过急性期。由于本病具有自愈倾向,肾功能多可逐渐恢复,一般不需要长期维持透析。

临床应注意在治疗本病时,不宜应用糖皮质激素、非甾体抗炎药和山莨菪碱类药物治疗。本病大多预后良好,部分病例可在数月内自愈。老年患者有持续性高血压,大量蛋白尿,或肾功能损害者预后较差,肾组织增生病变重,伴有较多新月体形成者预后较差。

第三节 急进性肾小球肾炎

急进性肾小球肾炎简称急进性肾炎(rapidly progressive glomer-ulonephritis,RPGN)是一种较少见的肾小球疾病。特征是在血尿、蛋白尿、高血压和水肿等肾炎综合征表现基础上,肾功能迅速下降,数周内进入肾衰竭,伴随出现少尿(尿量<400 mL/d)或无尿(尿量<100 mL/d)。此病的病理类型为新月体性肾炎。

1914 年,德国学者 Frenz 提出的肾炎分类,把血压高、肾功能差和进展快的肾炎称为"亚急性肾炎"(本病雏形)。1942 年,英国学者 Ellis 对 600 例肾炎患者的临床和病理进行了回顾性分析,提出了"快速性肾炎"概念(本病基本型)。1962 年,有研究发现部分 RPGN 患者抗肾小球基底膜(GBM)抗体阳性,1982 年,有研究发现部分患者抗中性粒细胞胞质抗体(ANCA)阳性,证实本病是一组病因不同但具有共同临床和病理特征的肾小球疾病。1988 年,Couser 依据免疫病理学特点对 RPGN 进行分型,被称为 Couser 分型(经典分型),本病被分为抗 GBM 抗体型、免疫复合物型及肾小球无抗体沉积型(推测与细胞免疫或小血管炎相关),这是现代 RPGN 的基本分型。这种分型使 RPGN 诊断标准统一,便于临床研究。

国外报道,在肾小球疾病肾活检患者中,RPGN 占 2%～5%;国内两个大样本原发性肾小球疾病病理报告中,RPGN 占 1.6%～3.0%。在儿童肾活检患者中,本病所占比例<1%。由于并非所有 RPGN 患者都有机会接受肾活检,而且部分病情危重风险大的患者医师也不愿做肾活检,所以 RPGN 的实际患病率很可能被低估。

一、RPGN 的表现、诊断及鉴别诊断

(一)病理表现

确诊 RPGN 必须进行肾活检病理检查,如前所述,只有病理诊断新月体肾小球肾炎,RPGN 才能成立。光学显微镜下见到 50%以上的肾小球具有大新月体(占据肾小囊切面 50%以上面积),即可诊断新月体肾小球肾炎。依据新月体

组成成分的不同,又可进一步将其分为细胞新月体、细胞纤维新月体和纤维新月体。细胞新月体是活动性病变,病变具有可逆性,及时进行治疗此新月体有可能消散;而纤维新月体为慢性化病变,已不可逆转。

免疫荧光检查可进一步对 RPGN 进行分型。Ⅰ型(抗 GBM 抗体型):IgG 和 C_3 沿肾小球毛细血管壁呈线状沉积,有时也沿肾小管基底膜沉积。Ⅱ型(免疫复合物型):免疫球蛋白和 C_3 于肾小球系膜区及毛细血管壁呈颗粒状沉积。Ⅲ型(寡免疫复合物型):免疫球蛋白和补体均阴性,或非特异微弱沉积。

以免疫病理为基础的上述 3 种类型新月体肾小球肾炎,在光镜及电镜检查上也各有其自身特点。Ⅰ型 RPGN 多为一次性突然发病,因此光镜下新月体种类(指细胞性、细胞纤维性或纤维性)较均一,疾病早期有时还能见到毛细血管袢节段性纤维素样坏死;电镜下无电子致密物沉积,常见基底膜断裂。Ⅱ型 RPGN 的特点是光镜下肾小球毛细血管内细胞(指系膜细胞及内皮细胞)增生明显,纤维素样坏死较少见;电镜下可见肾小球内皮下及系膜区电子致密物沉积。Ⅲ型 RPGN 常反复发作,因此光镜下新月体种类常多样化,细胞性、细胞纤维性及纤维性新月体混合存在,而且疾病早期肾小球毛细血管袢纤维素样坏死常见;电镜下无电子致密物沉积。另外,各型 RPGN 早期肾间质均呈弥漫性水肿,伴单个核细胞(淋巴及单核细胞)及不同程度的多形核细胞浸润,肾小管上皮细胞空泡及颗粒变性;疾病后期肾间质纤维化伴肾小管萎缩;Ⅲ型 RPGN 有时还能见到肾脏小动脉壁纤维素样坏死。

曾有学者将血清 ANCA 检测与上述免疫病理检查结果结合起来对 RPGN 进行新分型,分为以下 5 型:新Ⅰ型及Ⅱ型与原Ⅰ型及Ⅱ型相同,新Ⅲ型为原Ⅲ型中血清 ANCA 阳性者(约占原Ⅲ型病例的 80%),Ⅳ型为原Ⅰ型中血清 ANCA 同时阳性者(约占原Ⅰ型病例的 30%),Ⅴ型为原Ⅲ型中血清 ANCA 阴性者(约占原Ⅲ型病例的 20%)。以后临床实践发现原Ⅱ型中也有血清 ANCA 阳性者,但是它未被纳入新分型。

(二)临床表现

本病的基本临床表现如下。①可发生于各年龄段及不同性别:某医院资料显示,Ⅰ型 RPGN(包括合并肺出血的 Goodpasture 综合征)以男性患者为主,具有青年(20～39 岁,占 40.3%)及老年(60～79 岁,占 24.4%)2 个发病高峰。而Ⅱ型以青中年和女性多见,Ⅲ型以中老年和男性多见。②起病方式不一,病情急剧恶化:可隐匿起病或急性起病,呈现急性肾炎综合征(镜下血尿或肉眼血尿、蛋白尿、水肿及高血压),但在疾病某一阶段病情会急剧恶化,血清肌酐(SCr)于数周内迅速升高，出现少尿或无尿，进入肾衰竭。而急性肾炎起病急，多在数天内达到疾病顶峰，数周内缓解，可与本病鉴别。③伴或不伴肾病综合征：Ⅰ型很少伴随肾病综合征，Ⅱ型及Ⅲ型肾病综合征常见。随肾功能恶化常出现中度贫血。④疾病复发：Ⅰ型很少复发，Ⅲ型（尤其由 ANCA 引起者）很易复发。

下列实验室检查有助于 RPGN 各型鉴别。①血清抗 GBM 抗体：Ⅰ型 RPGN 患者全部阳性。②血清 ANCA：约 80% 的Ⅲ型 RPGN 患者阳性，提示小血管炎致病。③血清免疫复合物增高及补体 C_3 下降：仅见于少数Ⅱ型 RPGN 患者，诊断意义远不如抗 GBM 抗体及 ANCA。

(三)诊断及鉴别诊断

本病的疗效和预后与能否及时诊断密切相关，而及时诊断依赖于医师对此病的早期识别能力和实施包括肾活检在内的检查。临床上呈现急性肾炎综合征表现（血尿、蛋白尿、水肿和高血压）的患者，数周内病情未见缓解（急性肾炎在2～3 周就会自发利尿，随之疾病缓解），SCr 反而开始升高，就要想到此病可能。不要等肾功能继续恶化至出现少尿或无尿（出现少尿或无尿才开始治疗，疗效将很差），而应在 SCr"抬头"之初，就及时给患者进行肾活检病理检查。肾活检是诊断本病最重要的检查手段，因为只有病理诊断新月体肾小球肾炎，临床才能确诊 RPGN；同时肾活检还能指导制订治疗方案（分型不同，治疗方案不同）和判断预后（活动性病变为主预后较好，慢性化病变为主预后差）。无条件做肾活检的医院应尽快将患者转往能做肾活检的上级医院，越快越好。

RPGN 确诊后，还应根据是否合并系统性疾病（如系统性红斑狼疮、过敏性紫癜等）来区分原发性 RPGN 及继发性 RPGN；并根据肾组织免疫病理检查及血清相关抗体（抗 GBM 抗体、ANCA）检验来对原发性 RPGN 进行分型。

二、RPGN 发病机制的研究现状及进展

(一)发病机制概述

对 RPGN 发病机制的研究最早始于动物模型试验。1934 年，Masugi 的抗肾抗体肾炎模型（用异种动物抗肾皮质血清建立的兔、大鼠抗肾抗体肾炎模型）、1962 年，Steblay 的抗 GBM 肾炎模型（用羊自身抗 GBM 抗体建立的羊抗 GBM 肾炎模型）及 1967 年 Lerner 的 Goodpasture 综合征动物模型（用注入异种抗GBM 抗体的方法在松鼠猴体内制作出的肺出血-肾炎综合征模型）都确立抗GBM 抗体在本病中的致病作用。随着 Couser 免疫病理分类法在临床的应用，对本病发病机制的研究从Ⅰ型（抗 GBM 型）逐渐扩展至Ⅱ型（免疫复合型）和

Ⅲ型(寡免疫沉积物型)。研究水平也由早期的整体、器官水平转向细胞水平(单核巨噬细胞、T细胞、B细胞、肾小球固有细胞等),目前更深入到分子水平(生长因子、细胞因子、黏附分子等),但是对本病的确切发病机制仍尚未完全明白。

RPGN在病因学和病理学上有一个显著的特征,即多病因却拥有一个基本的病理类型。表明本病起始阶段有多种途径致病,最终可能会有一共同的环节导致肾小球内新月体形成。研究表明,肾小球毛细血管壁损伤(基底膜断裂)是启动新月体形成的关键环节。基底膜断裂(裂孔)使单核-巨噬细胞进入肾小囊囊腔、纤维蛋白于囊腔聚集、刺激囊壁壁层上皮细胞增生,而形成新月体。进入囊腔中的单核-巨噬细胞在新月体形成过程中起着主导作用,具有释放多种细胞因子,刺激壁层上皮细胞增生,激活凝血系统和诱导纤维蛋白沉积等多种作用。新月体最初以细胞成分为主(除单核-巨噬细胞及壁层上皮细胞外,近年证实脏层上皮细胞(即足细胞)也是细胞新月体的一个组成成分),随之为细胞纤维性新月体,最终变为纤维性新月体。新月体纤维化也与肾小囊囊壁断裂密切相关,囊壁断裂可使肾间质的成纤维细胞进入囊腔,产生Ⅰ型和Ⅲ型胶原(间质胶原),促进新月体纤维化。

肾小球毛细血管壁损伤(GBM断裂)确切机制仍不明确,主要有以下解释。

1.体液免疫

抗GBM抗体(IgG)直接攻击GBM的Ⅳ胶原蛋白α3链引发的Ⅱ型(细胞毒型)变态反应和循环或原位免疫复合物沉积在肾小球毛细血管壁或系膜区引发的Ⅲ型(免疫复合物型)变态反应,均可激活补体、吸引中性粒细胞及激活巨噬细胞释放蛋白水解酶,造成GBM损伤和断裂。20世纪60~90年代,体液免疫一直是本病发病机制研究的重点,在Ⅰ型和Ⅱ型RPGN也都证实了体液免疫的主导作用。

2.细胞免疫

体液免疫的特征是免疫复合物的存在。1979年,Stilmant和Couser等报道了16例原发性RPGN患者的肾小球并无免疫沉积物,对体液免疫在这些患者中的致病作用提出了质疑。而后,1988年,Couser对RPGN进行疾病分型时,直接提出第3种类型,即"肾小球无抗体沉积型",它的发病机制可能与细胞免疫或小血管炎相关。1999年,Cunningham在15例Ⅲ型患者肾活检标本的肾小球中,观察到活化的T细胞、单核巨噬细胞和组织因子的存在,获得了细胞免疫在本型肾炎发病中起重要作用的证据。由T细胞介导的细胞免疫主要通过细胞毒性T细胞($CD4^-$,$CD8^+$)的直接杀伤作用和迟发型超敏反应T细胞($CD4^+$,

CD8$^-$)释放各种细胞因子、活化单核巨噬细胞的作用,而导致毛细血管壁损伤。

3.炎症细胞

中性粒细胞可通过补体系统活性成分(C_{3a}、C_{5a})的化学趋化作用、F_c受体及C_{3b}受体介导的免疫黏附作用及毛细血管内皮细胞损伤释放的细胞因子(如白细胞黏附因子),而趋化到并聚集于毛细血管壁受损处,释放蛋白溶解酶、活性氧和炎性介质损伤毛细血管壁。

新月体内有大量的单核-巨噬细胞,其浸润与化学趋化因子、黏附因子及骨桥蛋白相关。巨噬细胞既是免疫效应细胞也是炎症效应细胞。它可通过自身杀伤作用破坏毛细血管壁,也可通过产生大量活性氧、蛋白溶解酶及分泌细胞因子而损伤毛细血管壁;它还能刺激壁层上皮细胞增生及纤维蛋白沉积,从而促进新月体形成。

4.炎性介质

在本病中,T细胞、单核-巨噬细胞、中性粒细胞、肾小球系膜细胞、上皮细胞及内皮细胞均可释放各自的炎性介质,它们在RPGN的发病中起着重要作用。已涉及本病的炎症介质包括:补体成分(C_{3a}、C_{5a}、膜攻击复合体 C_{5b-9} 等),白细胞介素(IL-1、IL-2、IL-4、IL-6、IL-8),生长因子(转化生长因子 TGFβ、血小板源生长因子 PDGF、成纤维细胞生长因子 FGF 等),肿瘤坏死因子(TNFα),干扰素(IFNβ、IFNγ),细胞黏附分子(细胞间黏附分子 ICAM、血管细胞黏附分子 VCAM)及趋化因子,活性氧(超氧阴离子 O_2^-、过氧化氢 H_2O_2、羟自由基 HO^-、次卤酸如次氯酸 HOCl),一氧化氮(NO),花生四烯酸环氧化酶代谢产物(前列腺素 PGE_2、PGF_2、PGI_2 及血栓素 TXA_2)和酯氧化酶代谢产物(白三烯 LTC4、LTD4),血小板活化因子(PAF)等。炎性介质具有网络性、多效性和多源性特点,作用时间短且局限,多通过相应受体发挥致病效应。

综上所述,在RPGN发病机制中,致肾小球毛细血管壁损伤(GBM断裂)的过程,既有免疫机制(包括细胞免疫及体液免疫)也有炎性机制参与。今后继续对各种炎性介质的致病作用进行深入研究,将有助于从分子水平阐明本病发病机制,也能为本病治疗提供新的思路和线索。

(二)发病机制研究的进展

近年,RPGN发病机制的研究有很大进展,本文着重对抗 GBM 抗体及ANCA致病机制的某些研究进展作一简介。

1.抗肾小球基底膜抗体新月体肾小球肾炎

(1)抗原位点:GBM与肺泡基底膜中的胶原Ⅳ分子,由 α3、α4 和 α5 链构成,呈 3 股螺旋排列,其终端膨大呈球形非胶原区(NC1 区),两个胶原 IV 分子的终端球形非胶原区头对头地相互交联形成六聚体结构。原来已知抗 GBM 抗体的靶抗原为胶原 IV α3 链的 NC1 区,即 α3(IV)NC1,它有两个抗原决定簇,被称为 E_A 及 E_B;而近年发现胶原 IV α5 链的 NC1 区,即 α5(IV)NC1,也是抗 GBM 抗体的靶抗原,同样可以引起抗 GBM 病。

在正常的六聚体结构中,两个头对头交联的 α3(IV)NC1 形成双聚体,抗原决定簇隐藏其中不暴露,故不会诱发抗 GBM 抗体。在某些外界因素作用下(如震波碎石,呼吸道吸入烃、有机溶剂或香烟),此双聚体被解离成单体,隐藏的抗原决定簇暴露,即可诱发自身免疫形成抗 GBM 抗体。

(2)抗体滴度与抗体亲和力:抗 GBM 抗体主要为 IgG1 亚型(91%),其次是 IgG4 亚型(73%),IgG4 亚型并不能从经典或旁路途径激活补体,因此在本病中的致病效应尚欠清。北京大学第一医院所进行的研究已显示,抗 GBM 抗体亲和力和滴度与疾病病情及预后密切相关。2005 年他们报道抗 GBM 抗体亲和力与肾小球新月体数量相关,抗体亲和力越高,含新月体的肾小球就越多,肾损害越重。2009 年他们又报道,循环中抗 E_A 和/或 E_B 抗体滴度与疾病严重程度和疾病最终结局相关,抗体滴度高的患者,诊断时的血清肌酐水平及少尿发生率高,最终进入终末肾衰竭或死亡者多。此外,北京大学第一医院还在少数正常人的血清中检测出 GBM 抗体,但此天然抗体的亲和力和滴度均低,且主要为 IgG2 亚型及 IgG4 亚型,这种天然抗体与致病抗体之间的关系值得深入研究。

(3)细胞免疫:动物试验模型研究已显示,在缺乏抗 GBM 抗体的条件下,将致敏的 T 细胞注射到小鼠或大鼠体内,小鼠或大鼠均会出现无免疫球蛋白沉积的新月体肾小球肾炎。α3(IV)NC1 中的多肽序列——pCol(28～40)多肽,或与 pCol(28～40)多肽序列类似的细菌多肽片段均能使 T 细胞致敏。

动物试验还显示,$CD4^+$ T 细胞,特别是 Th1 和 Th17 细胞,是致新月体肾小球肾炎的重要反应细胞;近年来,$CD8^+$ T 细胞也被证实为另一个重要反应细胞,给 WKY 大鼠腹腔注射抗 CD8 单克隆抗体能有效预防和治疗抗 GBM 病,减少肾小球内抗 GBM 抗体沉积及新月体形成。对抗 GBM 病患者的研究还显示,$CD4^+$ 和 $CD25^+$ 调节 T 细胞能在疾病前 3 个月出现,从而抑制 $CD4^+$ T 细胞及 $CD8^+$ T 细胞的致病效应。

(4)遗传因素:对抗 GBM 病遗传背景的研究已显示,本病与主要组织相容性复合体(MHC)II 类分子基因具有很强的正性或负性联系。1997 年 Fisher 等在西方人群中已发现 *HLA-DRB1* * 15 及 *HLA-DRB1* * 04 基因与抗 GBM 病易感性密切相关,近年来,日本及中国人群的研究也获得了同样结论。而 *HLA-DRB*1*0701及 *HLA-DRB*1*0101却与抗 GBM 病易感性呈负相关。

2.抗中性粒细胞胞质抗体相关性新月体肾小球肾炎

(1)抗体作用:近年对 ANCA 的产生及其致病机制有了较清楚的了解。感染释放的 TNF-α 及白细胞介素-1(IL-1)等前炎症细胞因子能激发中性粒细胞,使其胞质内的髓过氧化物酶及蛋白酶 3(PR3)转移至胞膜,刺激 ANCA 产生。ANCA 的(Fab)$_2$ 段与细胞膜表面表达的上述靶抗原结合,而 Fc 段又与其他中性粒细胞表面的 Fc 受体结合,致使中性粒细胞激活。激活的中性粒细胞能高表达黏附分子,促其黏附于血管内皮细胞,还能释放活性氧及蛋白酶(包括 PR3),损伤内皮细胞,导致血管炎。

(2)补体作用:补体系统在本病中的作用,近年来才被阐明。现已知中性粒细胞活化过程中释放的某些物质能促进旁路途径的 C$_3$ 转化酶 C$_{3b}$Bb 的形成,从而激活补体系统,形成膜攻击复合体 C$_{5b-9}$,杀伤血管内皮细胞;而且,补体活化产物 C$_{3a}$ 和 C$_{5a}$ 还能趋化更多的中性粒细胞聚集到炎症局部,进一步扩大炎症效应。

(3)遗传因素:对 ANCA 相关小血管炎候选基因的研究很活跃。对 MHCⅡ类分子基因的研究显示,*HLA-DPBA**0401与肉芽肿性血管炎(原称韦格纳肉芽肿)易感性强相关,而 *HLA-DR*4 及 *HLA-DR*6 与各种 ANCA 相关小血管炎的易感性均相关。

此外,还发现不少基因与 ANCA 相关小血管炎易感性相关,这些基因编码的蛋白能参与免疫及炎症反应,如 CTLA4(其编码蛋白能抑制 T 细胞功能)、*PTPN*22(其编码蛋白具有活化 B 细胞功能)、IL-2RA(此基因编码高亲和力的白细胞介素-2 受体)、*AAT Z* 等位基因(α-抗胰蛋白酶能抑制 PR3 活性,减轻 PR3 所致内皮损伤。编码 α-抗胰蛋白酶的基因具有高度多态性,其中 *AAT Z* 等位基因编码的 α-抗胰蛋白酶活性低,抑制 PR3 能力弱)。

总之,对 RPGN 发病机制的研究,尤其是在免疫反应及遗传基因方面的研究进展很快,应该密切关注。

三、RPGN 的治疗

(一)治疗现状

随着发病机制研究的深入和治疗手段的进步,RPGN 的短期预后较以往已有明显改善。Ⅰ型 RPGN 患者的 1 年存活率为 70%~80%,肾脏 1 年存活率达 25%,而出现严重肾功能损害的Ⅲ型 RPGN 患者 1 年缓解率可达 57%,已进行透析治疗的患者44%可脱离透析。但要获得长期预后的改善,还需要进行更多研究。

由于本病是免疫介导性炎症疾病,所以主要治疗仍是免疫抑制治疗。临床治疗分为诱导缓解治疗和维持缓解治疗两个阶段,前者又包括强化治疗(如血浆置换治疗、免疫吸附治疗及甲泼尼龙冲击治疗等)及基础治疗(激素、环磷酰胺或其他免疫抑制剂治疗)。

(二)各型 RPGN 的治疗方案

1.抗肾小球基底膜型(Ⅰ型)RPGN

由于本病相对少见,且发病急、病情重、进展快,因此很难进行前瞻性随机对照临床试验,目前的治疗方法主要来自小样本的治疗经验总结。此病的主要治疗为血浆置换(或免疫吸附)、激素(包括大剂量甲泼尼龙冲击及泼尼松口服治疗)及免疫抑制剂(首选环磷酰胺)治疗,以迅速清除体内致病抗体和炎性介质,并阻止致病抗体再合成。

2012 年 KDIGO 制定的《肾小球疾病临床实践指南》对于抗 GBM 型 RPGN 推荐的治疗意见及建议如下。

推荐:除就诊时已依赖透析及肾活检显示 100%新月体的患者外,所有抗 GBM 型 RPGN 患者均应接受血浆置换、环磷酰胺和激素治疗(证据强度 1B)。临床资料显示,就诊时已依赖透析及肾活检显示 85%～100%肾小球新月体的患者上述治疗已不可能恢复肾功能,而往往需要长期维持性肾脏替代治疗。

建议:本病一旦确诊,应立即开始治疗。甚至高度怀疑本病在等待确诊期间,即应开始大剂量激素及血浆置换治疗(无证据等级)。

推荐:抗 GBM 新月体肾小球肾炎不用免疫抑制剂做维持治疗(1C)。

药物及血浆置换的具体应用方案如下。

激素。第 0～2 周:甲泼尼龙 500～1 000 mg/d,连续 3 天静脉滴注,此后口服泼尼松 1 mg/(kg・d),最大剂量 80 mg/d(国内最大剂量常为 60 mg/d);第 2～4 周:0.6 mg/(kg・d);第 4～8 周:0.4 mg/(kg・d);第 8～10 周:30 mg/d;第 10～11 周:25 mg/d;第 11～12 周:20 mg/d;第 12～13 周:17.5 mg/d;第 13～14 周:15 mg/d;第 14～15 周:12.5 mg/d;第 15～16 周:10 mg/d;第 16 周:标准体重<70 kg 者为 7.5 mg/d,标准体重≥70 kg 者为 10 mg/d,服用 6 个月后停药。

环磷酰胺:2 mg/(kg・d)口服,3 个月。

血浆置换:每天用 5%人血清蛋白置换患者血浆 4 L,共 14 天,或直至抗

GBM 抗体转阴。对有肺出血或近期进行手术(包括肾活检)的患者,可在置换结束时给予 150~300 mL 新鲜冰冻血浆。有学者认为,可根据病情调整血浆置换量(如每次 2 L)、置换频度(如隔天 1 次)及置换液(如用较多的新鲜冰冻血浆)。有条件时,还可以应用免疫吸附治疗。此外,国内不少单位应用双重血浆置换,它也能有效清除抗 GBM 抗体,在血浆清蛋白及新鲜冰冻血浆缺乏时也可考虑应用。队列对照研究表明,用血浆置换联合激素及免疫抑制剂治疗能提高患者存活率。

英国(71 例,2001 年报道)和中国(176 例,2011 年报道)两个较大样本的回顾性研究显示,早期确诊、早期治疗是提高疗效的关键。影响预后的因素有抗 GBM 抗体水平、血肌酐水平及是否出现少尿或无尿等。

2.寡免疫复合物型(Ⅲ型)RPGN

近 10 余年来,许多前瞻性多中心的随机对照临床研究已对本病的治疗积累了宝贵经验,本病治疗分为诱导缓解治疗和维持缓解治疗两个阶段。2012 年 KDIGO 制定的《肾小球疾病临床实践指南》对于 ANCA 相关性 RPGN 治疗的推荐意见及建议如下。

(1)诱导期治疗。推荐:①用环磷酰胺及激素作为初始治疗(证据强度 1A)。②环磷酰胺禁忌的患者,可改为利妥昔单抗及激素治疗(证据强度 1B)。③对已进行透析或血肌酐上升迅速的患者,需同时进行血浆置换治疗(证据强度 1C)。

建议:①对出现弥漫肺泡出血的患者,宜同时进行血浆置换治疗(证据强度 2C)。②ANCA 小血管炎与抗 GBM 肾小球肾炎并存时,宜同时进行血浆置换治疗(证据强度 2D)。

药物及血浆置换的具体应用方案如下。

环磷酰胺:①静脉滴注方案为 0.75 g/m^2,每 3~4 周静脉滴注 1 次;年龄 >60 岁或肾小球滤过率<20 mL/(min · 1.73 m²)的患者,减量为 0.5 g/m^2。②口服方案为 1.5~2 mg/(kg · d),年龄>60 岁或肾小球滤过率<20 mL/(min · 1.73 m²)的患者,应减少剂量。应用环磷酰胺治疗时,均需维持外周血白细胞计数>$3×10^9$/L。

激素:甲泼尼龙 500 mg/d,连续 3 天静脉滴注;泼尼松 1 mg/(kg · d)口服,最大剂量 60 mg/d,连续服用 4 周。3~4 个月逐渐减量。

血浆置换:每次置换血浆量为 60 mL/kg,两周内置换 7 次;如有弥漫性肺出血,则每天置换 1 次,出血停止后改为隔天置换 1 次,总共 7~10 次;如果合并抗 GBM 抗体,则每天置换 1 次,共 14 次或至抗 GBM 抗体转阴。

已有几个随机对照临床试验比较了利妥昔单抗与环磷酰胺治疗 ANCA 相关小血管炎的疗效及不良反应,两药均与激素联合应用,所获结果相似,而利妥昔单抗费用较高。

当患者不能耐受环磷酰胺时,吗替麦考酚酯是一个备选的药物。小样本前瞻队列研究(17 例)和随机对照研究(35 例)显示,吗替麦考酚酯在诱导 ANCA 相关小血管炎缓解上与环磷酰胺疗效相近。

(2)维持期治疗:对诱导治疗后病情已缓解的患者,推荐进行维持治疗,建议至少治疗 18 个月;对于已经依赖透析的患者或无肾外疾病表现的患者,不做维持治疗。

维持治疗的药物如下:①推荐硫唑嘌呤 $1\sim2$ mg/(kg・d)口服(证据强度 1B);②对硫唑嘌呤过敏或不耐受的患者,建议改用吗替麦考酚酯口服,剂量为 1 g,每天 2 次(证据强度 2C)(国内常用剂量为 0.5 g,每天 2 次);③对前两种药均不耐受且肾小球滤过率$\geqslant60$ mL/(min・1.73 m^2)的患者,建议用甲氨蝶呤治疗,口服剂量为每周 0.3 mg/kg,最大剂量为每周 25 mg(证据强度 1C);④有上呼吸道疾病的患者,建议辅以复方甲硝唑口服治疗(证据强度 2B);⑤不推荐用依那西普(为肿瘤坏死因子 α 受体阻滞剂)做辅助治疗(证据强度 1A)。

除上述指南推荐及建议的药物外,临床上还有用他克莫司或来氟米特进行维持治疗的报道。

ANCA 小血管炎有较高的复发率,有报道其 1 年复发率为 34%,5 年复发率为 70%。维持期治疗是为了减少疾病的复发,但是目前的维持治疗方案是否确能达到上述目的仍缺乏充足证据,而且长期维持性治疗是否会潜在增加肿瘤及感染的风险也需要关注。

3.免疫复合物型(Ⅱ型)RPGN

Ⅱ型 RPGN(如 IgA 肾病新月体肾小球肾炎)可参照Ⅲ型 RPGN 的治疗方案进行治疗,即用甲泼尼龙冲击做强化治疗,并以口服泼尼松及环磷酰胺做基础治疗。对环磷酰胺不耐受者,也可以考虑换用其他免疫抑制剂。

总之,在治疗 RPGN 时,一定要根据疾病类型及患者具体情况(年龄、体表面积、有无相对禁忌证等)来个体化地制订治疗方案,而且在实施治疗过程中还要据情实时调整方案。另外,一定要熟悉并密切监测各种药物及治疗措施的不良反应,尤其要警惕各种病原体导致的严重感染,避免盲目"过度治疗"。最后,对已发生急性肾衰竭的患者,要及时进行血液净化治疗,以维持机体内环境平衡,赢得治疗时间。

第四节　IgA 肾病

　　IgA 肾病是一组以系膜区 IgA 沉积为特征的肾小球肾炎,1968 年由法国病理学家 Berger 和 Hinglais 最先报道,目前已成为全球最常见的原发性肾小球疾病。我国最早于 1984 年由北京协和医院与北京医科大学第一医院联合报道了一组 40 例 IgA 肾病,此后,国内各中心对该病的报道日益增多,研究百花齐放。本节将针对 IgA 肾病的一些重要而值得探索的问题加以讨论。

一、IgA 肾病的流行病学特点与发病机制

(一)流行病学特点

1.广泛性与异质性

　　IgA 肾病为全世界范围内最常见的原发性肾小球疾病。各个年龄段都能发病,但高峰为 20~40 岁。北美和西欧的调查显示男女比例为 2∶1,而亚太地区比例为 1∶1。IgA 肾病的发病率存在着明显的地域差异,亚洲地区明显高于其他地区。美国的人口调查显示 IgA 肾病年发病率为 1/100 000,儿童人群年发病率为 0.5/100 000,而这个数字仅为日本的 1/10。中国的 1 项 13 519 例肾活检资料显示,IgA 肾病在原发肾小球疾病中所占比例高达 45%。此外,在无肾病临床表现的人群中,于肾小球系膜区能发现 IgA 沉积者占 3%~16%。

　　以上数据提示了 IgA 肾病的广泛性与异质性。首先,IgA 肾病发病的地域性及发病人群的构成存在明显差异。这些差异可能与遗传、环境因素相关,也可能与各地选择肾活检的指征不同有关。日本和新加坡选择尿检异常(如镜下血尿)的患者常规进行肾穿刺病理检查,为此,IgA 肾病发生率可能偏高;而美国主要选择蛋白尿>1.0 g/d 的患者进行肾穿刺,其 IgA 肾病发生率可能偏低。其次,IgA 肾病的发病存在明显的个体差异性。肾脏病理检查发现系膜区 IgA 沉积却无肾炎表现的个体并不少。同样为系膜区 IgA 沉积,有的患者出现肾炎,有的患者却无症状,原因并不清楚。要回答这个问题,必须对发病机制有更透彻的理解,IgA 于肾小球沉积的过程与免疫复合物造成的肾损伤过程可能是分别独立调控的环节,同时,基因多态性的研究或许能解释这些表型差异。最后,不同地域患者、不同个体的临床表现及治疗反应的差异势必会影响治疗决策,为此,目前国际上尚无统一的治疗指南。2012 年改善全球肾脏病预后组织(KDIGO)

发表了《肾小球肾炎临床实践指南》,其中对 IgA 肾病治疗的建议几乎都来自较低级别证据。

2.病程迁延,认识过程曲折

早期观点认为,IgA 肾病是一良性过程疾病,预后良好。随着研究的深入及随访期延长,现已明确其中相当一部分患者的病程呈进展性,高达 50% 的患者能在 20～25 年逐渐进入终末期肾脏病,这就提示对 IgA 肾病积极进行治疗、控制疾病进展很重要。

(二)发病机制

1.免疫介导炎症的发病机制

(1)黏膜免疫反应与异常 IgA1 产生:大量研究表明,IgA 肾病的启动与血清中出现过量的异常 IgA1(铰链区 O-糖链末端半乳糖缺失,对肾小球系膜组织有特殊亲和力)密切相关。这些异常 IgA1 在循环中蓄积到一定程度,并沉积于肾小球系膜区,才可能引发 IgA 肾病。目前关于致病性 IgA1 的来源主要有两种观点,均与黏膜免疫反应相关。其一,从临床表现来看,肉眼血尿往往发生于黏膜感染(如上呼吸道、胃肠道或泌尿系统感染)之后,提示 IgA1 的发生与黏膜免疫相关,推测肾小球系膜区沉积的 IgA1 可能来源于黏膜免疫系统。其二,IgA 肾病患者过多的 IgA1 可能来源于骨髓免疫活性细胞。Julian 等提出"黏膜-骨髓轴"观点,认为血清异常升高的 IgA 并非由黏膜产生,而是由黏膜内抗原特定的淋巴细胞或抗原递呈细胞进入骨髓腔,诱导骨髓 B 细胞增加 IgG1 分泌所致。所以,血中异常 IgA1 的来源目前尚未明确,有可能来源于免疫系统的某一个部位,也可能是整个免疫系统失调的结果。

以上发病机制的认识开阔了治疗思路,即减少黏膜感染,控制黏膜免疫反应,有可能减少 IgA 肾病的发病及复发。对患有慢性扁桃体炎并反复发作的患者,现在认为择机摘除扁桃体有可能减少黏膜免疫反应,降低血中异常 IgA1 和循环免疫复合物水平,从而减少肉眼血尿的发生和尿蛋白。

(2)免疫复合物形成与异常 IgA1 的致病性:异常 IgA1 沉积于肾小球系膜区的具体机制尚未完全清楚,可能通过与系膜细胞抗原(包括种植的外源性抗原)或细胞上受体结合而沉积。大量研究证实免疫复合物中的异常 IgA1 与系膜细胞结合后,即能激活系膜细胞,促其增殖、释放细胞因子和合成系膜基质,诱发肾小球肾炎;而非免疫复合物状态的异常 IgA1 并不能触发上述致肾炎反应。上述含异常 IgA1 的免疫复合物形成过程能被多种因素调控,包括补体成分 C_{3b} 及巨噬细胞和中性粒细胞上的 IgA Fc 受体(CD89)的可溶形式。

以上过程说明系膜区的异常 IgA1 沉积与肾炎发病并无必然相关性,其致肾炎作用在一定程度上取决于免疫复合物的形成及其后续效应。此观点可能也解释了为何有人系膜区有 IgA 沉积却无肾炎表现。

(3)受体缺陷与异常 IgA1 清除障碍:现在认为肝脏可能是清除异常 IgA 的主要场所。研究发现,与清除异常 IgA1 免疫复合物相关的受体有肝细胞上的去唾液酸糖蛋白受体及肝脏 Kupffer 细胞上的 IgA Fc 受体(FcαRI,即 CD89),如果这些受体数量减少或功能异常,就能导致异常 IgA1 免疫复合物清除受阻,这也与 IgA 肾病发病相关。

肝硬化患者能产生一种病理表现与 IgA 肾病十分相似的肾小球疾病,被称为"肝硬化性肾小球疾病",其发病机制可能与异常 IgA1 清除障碍有关。

(4)多种途径级联反应致肾脏损伤:正如前述,含有异常 IgA1 的免疫复合物沉积于系膜,将触发炎症反应致肾脏损害。从系膜细胞活化、增殖,释放前炎症及前纤维化细胞因子,合成及分泌细胞外基质开始,通过多种途径的级联放大反应使肾损害逐渐加重。受累细胞从系膜细胞扩展到足细胞、肾小管上皮细胞、肾间质成纤维细胞等肾脏固有细胞及循环炎症细胞;病变性质从炎症反应逐渐进展成肾小球硬化及肾间质纤维化等不可逆病变,最终患者进入终末期肾脏病。

免疫-炎症损伤的级联反应概念能为治疗提供新思路。2013 年,Coppo 等人认为应该对 IgA 肾病早期进行免疫抑制治疗,这可能会改善肾病的长期预后。他们认为 IgA 肾病治疗存在"遗产效应",若在疾病早期阻断一些免疫发病机制的级联放大反应,即可能留下持久记忆,获得长时期疗效。这一观点大大强调了早期免疫抑制治疗的重要性。

综上所述,随着基础研究的逐步深入,IgA 肾病的发病机制已越来越趋于清晰。但遗憾的是,至今仍无基于 IgA 肾病发病机制的特异性治疗问世,当前治疗多在减轻免疫病理损伤的下游环节,今后应力争改变这一现状。

2.基因相关的遗传发病机制

遗传因素一定程度上影响着 IgA 肾病的发生。在不同的种族群体中,血清糖基化异常的 IgA1 水平显现出不同的遗传特性。约 75% 的 IgA 肾病患者血清异常 IgA1 水平超过正常对照的第 90 百分位,而其一级亲属中也有 30%~40% 的成员血清异常 IgA1 水平升高,不过,这些亲属多数并不发病,提示还有其他决定发病的关键因素存在。

家族性 IgA 肾病的病例支持发病的遗传机制及基因相关性。多数病例来自美国和欧洲的高加索人群,少数来自日本。2004 年,北京大学第一医院对 777 例 IgA

肾病患者进行了家族调查,发现 8.7% 患者具有阳性家族史,其中 1.3% 已肯定为家族性 IgA 肾病,而另外 7.4% 为可疑家族性 IgA 肾病,为此,有学者认为在中国 IgA 肾病并不少见。

目前对于 IgA 肾病发病的遗传因素的研究主要集中于 *HLA* 基因多态性、T 细胞受体基因多态性、肾素-血管紧张素系统基因多态性、细胞因子基因多态性及子宫珠蛋白基因多态性。IgA 肾病可能是一个复杂的多基因性疾病,遗传因素在其发生发展中起了多大作用,尚有待进一步的研究。

二、IgA 肾病的临床-病理表现与诊断

(一)IgA 肾病的临床表现分类

1.无症状性血尿、伴或不伴轻度蛋白尿

患者表现为无症状性血尿,伴或不伴轻度蛋白尿(少于 1 g/d),肾功能正常。我国 1 项试验对表现为单纯镜下血尿的 IgA 肾病患者随访 12 年,结果显示 14% 的镜下血尿消失,但是约 1/3 患者出现蛋白尿(超过 1 g/d)或者肾小球滤过率(GFR)下降。这个结果也提示对表现无症状性血尿伴或不伴轻度蛋白尿的 IgA 肾病患者一定要长期随访,因为其中部分患者随后可能出现病变进展。

2.反复发作肉眼血尿

多于上呼吸道感染(细菌性扁桃体炎或病毒性上呼吸道感染)后 3 天内发病,出现全程肉眼血尿,儿童和青少年(80%~90%)较成人(30%~40%)多见,多无伴随症状,少数患者有排尿不适或胁腹痛等。一般认为肉眼血尿程度与疾病严重程度无关。患者在肉眼血尿消失后,常遗留下无症状性血尿,伴或不伴轻度蛋白尿。

3.慢性肾炎综合征

常表现为镜下血尿、不同程度的蛋白尿(常>1.0 g/d,但少于大量蛋白尿),而且随病情进展常出现高血压、轻度水肿及肾功能损害。这组 IgA 肾病患者的疾病具有慢性进展性质。

4.肾病综合征

表现为肾病综合征的 IgA 肾病患者并不少见。对这类患者首先要做肾组织的电镜检查,看是否 IgA 肾病合并微小病变,如果是,则疾病治疗及转归均与微小病变相似。但是,另一部分肾病综合征患者常伴高血压和/或肾功能减退,肾脏病理常为 Lee 分级Ⅲ~Ⅴ级,这类 IgA 肾病治疗较困难,预后较差。

5.急性肾损伤

IgA 肾病在如下几种情况下可以出现急性肾损害(AKI)。①RPGN:临床呈

现血尿、蛋白尿、水肿及高血压等表现,肾功能迅速恶化,很快出现少尿或无尿,肾组织病理检查为新月体肾小球肾炎。IgA 肾病导致的 RPGN 还经常伴随肾病综合征。②急性肾小管损害:这往往由肉眼血尿引起,可能与红细胞管型阻塞肾小管及红细胞破裂释放二价铁离子致氧化应激反应损伤肾小管相关。常为一过性轻度 AKI。③恶性高血压:IgA 肾病患者的高血压控制不佳时,较容易转换成恶性高血压,伴随出现 AKI,严重时出现急性肾衰竭。

上述各种类型 IgA 肾病患者的血尿均为变形红细胞血尿或以变形红细胞为主的混合型血尿。

(二)IgA 肾病的病理特点、病理分级及对其评价

1.IgA 肾病的病理特点

(1)免疫荧光(或免疫组化)表现:免疫病理检查可发现明显的 IgA 和 C_3 于系膜区或系膜及毛细血管壁沉积,也可合并较弱的 IgG 和/或 IgM 沉积,但 C_{1q} 和 C_4 的沉积少见。有时小血管壁可以见到 C_3 颗粒沉积,此多见于合并高血压的患者。

(2)光学显微镜表现:光镜下 IgA 肾病最常见的病理改变是局灶性或弥漫性系膜细胞增生及系膜基质增多,因此最常见的病理类型是局灶增生性肾炎及系膜增生性肾炎,有时也能见到新月体肾小球肾炎或膜增生性肾炎,可以伴或不伴节段性肾小球硬化。肾小球病变重者常伴肾小管间质病变,包括不同程度的肾间质炎症细胞浸润、肾间质纤维化及肾小管萎缩。IgA 肾病的肾脏小动脉壁常增厚(不伴高血压也增厚)。

(3)电子显微镜表现:电镜下可见不同程度的系膜细胞增生和系膜基质增多,常见大块高密度电子致密物于系膜区或系膜区及内皮下沉积。这些电子致密物的沉积部位与免疫荧光下免疫沉积物的沉积部位一致。肾小球基底膜正常。

所以,对于 IgA 肾病诊断来说,免疫荧光(或免疫组化)表现是特征性表现,不做此检查即无法诊断 IgA 肾病;电镜检查若能在系膜区(或系膜区及内皮下)见到大块高密度电子致密物,对诊断也有提示意义。而光镜检查无特异表现。

2.IgA 肾病的病理分级

(1)Lee 和 Hass 分级:目前临床常用的 IgA 肾病病理分级为 Lee 和 Hass 分级。这两个分级系统简便实用,对判断疾病预后具有较好作用。

(2)牛津分型:国际 IgA 肾病组织与肾脏病理学会联合建立的国际协作组

织,2009 年提出了一项具有良好重复性和预后预测作用的新型 IgA 肾病病理分型——牛津分型。

牛津分型应用了 4 个能独立影响疾病预后的病理指标,并详细制定了评分标准。这些指标包括系膜细胞增生(评分 M0 及 M1)、节段性硬化或粘连(评分 S0 及 S1)、内皮细胞增生(评分 E0 及 E1)及肾小管萎缩/肾间质纤维化(评分 T0、T1 及 T2)。牛津分型的最终病理报告除需详细给出上述 4 个指标的评分外,还要用附加报告形式给出肾小球个数及一些其他定量病理指标(如细胞及纤维新月体比例、纤维素样坏死比例、肾小球球性硬化比例等),以更好地了解肾脏急性和慢性病变情况。

牛津分型的制定过程比以往任何分级标准都严谨及科学,而且聚集了国际肾脏病学家及病理学家的共同智慧。但是,牛津分型也存在一定的局限性,例如新月体病变对肾病预后的影响分析较少,且其研究设计没有考虑到不同地区治疗方案的差异性,亚洲的治疗总体较积极(用激素及免疫抑制剂治疗者较多),因此牛津分型在亚洲的应用尚待进一步验证。

综上可见,病理分级(或分型)的提出需要兼顾指标全面、可重复性好及临床实用(包括操作简便、指导治疗及判断预后效力强)多方面因素,任何病理分级(或分型)的可行性都需要经过大量临床实践予以检验。

(三)诊断方法、诊断标准及鉴别诊断

1.肾活检指征及意义

IgA 肾病是一种依赖于免疫病理学检查才可确诊的肾小球疾病。但是目前国内外进行肾活检的指征差别很大,欧美国家大多主张对持续性蛋白尿>1.0 g/d 的患者进行肾活检,而在日本,对于尿检异常(包括单纯性镜下血尿)的患者均建议常规做肾活检。有研究认为,掌握肾活检指征太紧有可能漏掉一些需要积极治疗的患者,而且目前肾穿刺活检技术十分成熟,安全性高,故肾活检指征不宜掌握过紧。确有这样一部分 IgA 肾病患者,临床表现很轻,尿蛋白<1.0 g/d,但是病理检查却显示中度以上肾损害(Lee 分级Ⅲ级以上),通过肾活检及时发现这些患者并给予干预治疗很重要。所以,正确掌握肾活检指征,正确分析和评价肾组织病理检查结果,对指导临床合理治疗具有重要意义。

2.IgA 肾病的诊断标准

IgA 肾病是一个肾小球疾病的免疫病理诊断。免疫荧光(或免疫组化)检查见 IgA 或 IgA 为主的免疫球蛋白伴补体 C_3 呈颗粒状于肾小球系膜区或系膜及毛细血管壁沉积,并能从临床除外过敏性紫癜性肾炎、肝硬化性肾小球疾病、强直性脊柱炎肾损害及银屑病肾损害等继发性 IgA 肾病,诊断即能成立。

3.鉴别诊断

IgA 肾病应注意与以下疾病鉴别。

(1)以血尿为主要表现者:需要与薄基底膜肾病及 Alport 综合征等遗传性肾小球疾病鉴别。前者常呈单纯性镜下血尿,肾功能长期保持正常;后者除血尿及蛋白尿外,肾功能常随年龄增长而逐渐减退,直至进入终末期肾脏病,而且还常伴眼、耳病变。肾活检病理检查是鉴别的关键,薄基底膜肾病及 Alport 综合征均无 IgA 肾病的免疫病理表现,而电镜检查却能见到各自特殊的肾小球基底膜病变。

(2)以肾病综合征为主要表现者:需要与非 IgA 肾病的系膜增生性肾炎鉴别。两者都常见于青少年,肾病综合征表现相似。若患者血清 IgA 增高和/或血尿显著(包括肉眼血尿),则较支持 IgA 肾病。鉴别的关键是肾活检免疫病理检查,IgA 肾病以 IgA 沉积为主,而非 IgA 肾病常以 IgM 或 IgG 沉积为主,沉积于系膜区或系膜及毛细血管壁。

(3)以 RPGN 为主要表现者:少数 IgA 肾病患者临床呈现 RPGN 综合征,病理呈现新月体性肾炎,他们实为 IgA 肾病导致的 II 型 RPGN。这种 RPGN 应与抗肾小球基底膜抗体或抗中性粒细胞胞质抗体导致的 I 型或 III 型 RPGN 鉴别。血清抗体检验及肾组织免疫病理检查是准确进行鉴别的关键。

三、IgA 肾病的预后评估及治疗选择

(一)疾病活动性及预后的评估指标及其意义

1.疾病预后评价指标

(1)蛋白尿及血压控制:蛋白尿和高血压的控制好坏会影响肾功能的减退速率及肾病预后。Le 等通过多变量分析显示,与肾衰竭关系最密切的因素为时间平均尿蛋白水平及时间平均动脉压水平。计算方法:求 6 个月内每次随访时的尿蛋白量及血压的算术平均值,再计算整个随访期间所有算术平均值的均值。

(2)肾功能状态:起病或病程中出现的肾功能异常与不良预后相关,表现为 GFR 下降,血清肌酐水平上升。日本 1 项针对 2 270 名 IgA 肾病患者 7 年随访的研究发现,起病时血清肌酐水平与达到终末期肾脏病的比例呈正相关。

(3)病理学参数:病理分级的预后评价意义已被许多研究证实。系膜增生、内皮增生、新月体形成、肾小球硬化、肾小管萎缩及间质纤维化的程度与肾功能下降速率及肾脏存活率密切相关。重度病理分级患者预后不良。

（4）其他因素：肥胖 IgA 肾病患者肾脏预后更差，体重指数超过 25 kg/m² 的患者，蛋白尿、病理严重度及终末期肾脏病风险均显著增加。此外，低蛋白血症、高尿酸血症也是肾脏不良结局的独立危险因素。

2.治疗方案选择的依据

只有对疾病病情及预后进行全面评估，才可能制订合理治疗方案。应根据患者年龄、临床表现（如尿蛋白、血压、肾功能及其下降速率）及病理分级来综合评估病情，分析各种治疗的可能疗效及不良反应，最后选定治疗方案。而且，在治疗过程中还应根据疗效及不良反应来实时对治疗进行调整。

（二）治疗方案选择的共识及争议

1.非免疫抑制治疗

（1）拮抗血管紧张素 Ⅱ 药物：目前 ACEI 或血管紧张素 AT1 受体阻滞剂（ARB）已被用作 IgA 肾病治疗的第一线药物。研究表明，ACEI/ARB 不仅具有降血压作用，而且还有减少蛋白尿及延缓肾损害进展的肾脏保护效应。由于 ACEI/ARB 类药物的肾脏保护效应并不完全依赖于血压降低，因此 ACEI/ARB 类药物也能用于血压正常的 IgA 肾病蛋白尿患者的治疗。2012 年 KDIGO 制定的《肾小球肾炎临床实践指南》，推荐对尿蛋白＞1 g/d 的 IgA 肾病患者长期服用 ACEI 或 ARB 治疗（证据强度 1B）；并建议对尿蛋白 0.5～1 g/d 的 IgA 肾病患者也用 ACEI 或 ARB 治疗（证据强度 2D）。指南还建议，只要患者能耐受，ACEI/ARB 的剂量可逐渐增加，以使尿蛋白降至 1 g/d 以下（证据强度 2C）。

ACEI/ARB 类药物用于肾功能不全患者需慎重，应评估患者的药物耐受性并密切监测药物不良反应。服用 ACEI/ARB 类药物之初，患者血清肌酐可能出现轻度上升（较基线水平上升＜30%），这是由药物扩张出球小动脉引起。长远来看，出球小动脉扩张使肾小球内高压、高灌注及高滤过降低，对肾脏起保护效应，因此不应停药。但是，用药后如果出现血清肌酐明显上升（超过了基线水平的 30%～35%），则必须马上停药。多数情况下，血清肌酐异常升高是肾脏有效血容量不足引起，故应及时评估患者血容量状态，寻找肾脏有效血容量不足的原因，加以纠正。除急性肾损害外，高钾血症也是 ACEI/ARB 类药物治疗的另一严重不良反应，尤易发生在肾功能不全时，需要高度警惕。

这里还需要强调，根据大量随机对照临床试验的观察结果，近年国内外的高血压治疗指南均不提倡 ACEI 和 ARB 两药联合应用。指南明确指出：在治疗高血压方面两药联用不能肯定增强疗效，却能增加严重不良反应；而在肾脏保护效应上，也无足够证据支持两药联合治疗。2013 年发表的西班牙 PRONEDI 试验及美国 VANEPHRON-D 试验均显示，ACEI 和 ARB 联用与单药治疗相比，在减少 2 型糖尿病肾损害患者的尿蛋白排泄及延缓肾功能损害进展上并无任何优势。而在 VANEPHRON-D 试验中，两药联用组的高钾血症及急性肾损害不良反应却显著增加，以致试验被迫提前终止。

(2)深海鱼油：深海鱼油富含的 n-3(ω-3)多聚不饱和脂肪酸，理论上讲可通过竞争性抑制花生四烯酸减少前列腺素、血栓素和白三烯的产生，从而减少肾小球和肾间质的炎症反应，发挥肾脏保护作用。几项大型随机对照试验显示，深海鱼油治疗对 IgA 肾病患者具有肾功能保护作用，但是荟萃分析却未获得治疗有益的结论。因此，深海鱼油的肾脏保护效应还需要进一步研究验证。鉴于深海鱼油治疗十分安全，而且对防治心血管疾病肯定有益，所以 2012 年 KDIGO 制定的《肾小球肾炎临床实践指南》建议，给尿蛋白持续＞1 g/d 的 IgA 肾病患者予以深海鱼油治疗(证据强度 2D)。

(3)扁桃体切除：扁桃体是产生异常 IgA1 的主要部位之一。很多 IgA 肾病患者都伴有慢性扁桃体炎，而且扁桃体感染可导致肉眼血尿发作，所以择机进行扁桃体切除就被某些学者推荐作为治疗 IgA 肾病的一个手段，认为可以降低患者血清 IgA 水平和循环免疫复合物水平，使肉眼血尿发作及尿蛋白排泄减少，甚至对肾功能可能具有长期保护作用。

近期日本 1 项针对肾移植后复发 IgA 肾病患者的小规模研究表明，扁桃体切除术组降低尿蛋白作用显著(从 880 mg/d 降到 280 mg/d)，而未行手术组则无明显变化。日本另外 1 项针对原发性 IgA 肾病的研究也同样显示，扁桃体切除联合免疫抑制剂治疗，在诱导蛋白尿缓解和/或血尿减轻上效果均较单用免疫抑制治疗优越。不过上面两个研究均为非随机研究，且样本量较小，因此存在一定局限性。Wang 等人的荟萃分析也认为，扁桃体切除术联合激素和肾素-血管紧张素系统阻断治疗，至少对轻、中度蛋白尿且肾功能尚佳的 IgA 肾病患者具有肾功能的长远保护效应。

但是，2012 年 KDIGO 制定的《肾小球肾炎临床实践指南》认为，扁桃体切除术常与其他治疗(特别是免疫抑制剂)联合应用，所以疗效中扁桃体切除术的具体作用难以判断，而且也有临床研究并未发现扁桃体切除术对改善 IgA 肾病病情有益。所以，该指南不建议用扁桃体切除术治疗 IgA 肾病(证据强度 2C)，认为还需要更多的随机对照试验进行验证。不过，有学者认为如果扁桃体炎与肉眼血尿发作具有明确关系时，仍可考虑择机进行扁桃体切除。

(4)抗血小板药物：抗血小板药物曾被广泛应用于 IgA 肾病治疗，并有小样本临床试验显示双嘧达莫(潘生丁)治疗 IgA 肾病有益,但是许多抗血小板治疗都联合应激素和免疫抑制治疗,故其确切作用难以判断。2012 年 KDIGO 制定的《肾小球肾炎临床实践指南》不建议使用抗血小板药物治疗 IgA 肾病(证据强度 2C)。

2.免疫抑制治疗

(1)单用激素治疗:2012 年 KDIGO 制定的《肾小球肾炎临床实践指南》建议,IgA 肾病患者用 ACEI/ARB 充分治疗 3～6 个月,尿蛋白仍未降至 1 g/d 以下,而患者肾功能仍相对良好(GFR＞50 mL/min)时,应考虑给予 6 个月的激素治疗(证据强度 2C)。多数随机试验证实,6 个月的激素治疗确能减少尿蛋白排泄及降低肾衰竭风险。

不过,Hogg 等人进行的试验,是采用非足量激素相对长疗程治疗,随访 2 年,未见获益。另一项 Katafuchi 等人开展的低剂量激素治疗,虽然治疗后患者尿蛋白有所减少,但是最终进入终末期肾脏病的患者比例并无改善。这两项试验结果均提示中小剂量的激素治疗对 IgA 肾病可能无效。Lv 等进行的文献回顾分析也发现,在肾脏保护效应上,相对大剂量、短疗程的激素治疗方案比小剂量、长疗程治疗方案效果更优。

在以上研究中,激素相关的不良反应较少,即使是采用激素冲击治疗,3 个月内使用甲泼尼龙达到 9 g,不良反应报道也较少。但是,既往的骨科文献认为使用甲泼尼龙超过 2 g,无菌性骨坏死发生率就会上升;Lv 等进行的文献复习也认为激素治疗会增加不良反应(如糖尿病或糖耐量异常、高血压、消化道出血、Cushing 样体貌、头痛、体重增加、失眠等)的发生,因此仍应注意。

(2)激素联合环磷酰胺或硫唑嘌呤治疗:许多回顾性研究和病例总结(多数来自亚洲)报道,给蛋白尿＞1 g/d 和/或 GFR 下降和/或具有高血压的 IgA 肾病高危患者采用激素联合环磷酰胺或硫唑嘌呤治疗,病情能明显获益。但是,其中不少研究存在选择病例及观察的偏倚,因此说服力牵强。

近年有几篇联合应用激素及上述免疫抑制剂治疗 IgA 肾病的前瞻随机对照试验结果发表,多数试验都显示此联合治疗有效。两项来自日本同一组人员的研究,给肾脏病理改变较重和/或蛋白尿显著而 GFR 正常的 IgA 肾病患儿,进行激素、硫唑嘌呤、抗凝剂及抗血小板制剂的联合治疗,结果均显示此联合治疗能获得较高的蛋白尿缓解率,并且延缓了肾小球硬化进展,因此在改善疾病长期预后上具有优势。2002 年,Ballardie 等人报道的一项小型随机临床试验,用激素联合环磷酰胺续以硫唑嘌呤进行治疗,结果肾脏的 5 年存活率联合治疗组为

72%,而对照组仅为 6%。但是,2010 年,Pozzi 等发表了一项随机对照试验却获得了阴性结果。此试验入组患者为血清肌酐水平<176.8 μmol/L(2 mg/dL)、蛋白尿水平>1 g/d 的 IgA 肾病病例,分别接受激素或激素联合硫唑嘌呤治疗,经过平均 4.9 年的随访,两组结局无显著性差异。

总的来说,联合治疗组的不良反应较单药治疗组高,包括激素不良反应及免疫抑制剂的不良反应(骨髓抑制等),而且两者联用时更容易出现严重感染(各种微生物感染,包括卡氏肺孢子菌及病毒感染等),必须高度重视。因此,在治疗 IgA 肾病时,一定要认真评估疗效与风险,权衡利弊后再作出决策。

2012 年 KDIGO 制定的《肾小球肾炎临床实践指南》建议,除非 IgA 肾病为新月体肾小球肾炎肾功能迅速减退,否则不应用激素联合环磷酰胺或硫唑嘌呤治疗(证据强度 2D);IgA 肾病患者 GFR<30 mL/(min • 1.73 m^2)时,若非新月体肾小球肾炎肾功能迅速减退,不用免疫抑制剂治疗(证据强度 2C)。多数试验及其他一些临床试验,激素联合环磷酰胺或硫唑嘌呤治疗的对象均非 IgA 肾病新月体肾小球肾炎患者,可是治疗结果对改善病情均有效,所以将此激素联合免疫抑制剂治疗仅限于 IgA 肾病新月体肾小球肾炎肾功能迅速减退患者是否有必要很值得研究。

(3)其他免疫抑制剂的应用。①吗替麦考酚酯:分别来自中国、比利时及美国的几项随机对照试验研究了高危 IgA 肾病患者使用吗替麦考酚酯(MMF)治疗的疗效。来自中国的研究指出,在 ACEI 的基础上使用 MMF(2 g/d),有明确降低尿蛋白及稳定肾功能的作用。另外一项中文发表的研究也显示 MMF 治疗能够降低尿蛋白,12 个月内尿蛋白量由 1~1.5 g/d 降至 0.5~0.75 g/d,比大剂量口服泼尼松更有益。与此相反,比利时和美国在白种人群中所做的研究(与前述中国研究设计相似)均认为 MMF 治疗对尿蛋白无效。此外,Xu 等进行的荟萃分析也认为,MMF 在降低尿蛋白方面并没有显著效益。所以 MMF 治疗 IgA 肾病的疗效目前仍无定论,造成这种结果差异的原因可能与种族、MMF 剂量或者其他尚未认识到的影响因素相关,基于此,2012 年 KDIGO 制定的《肾小球肾炎临床实践指南》并不建议应用 MMF 治疗 IgA 肾病(证据强度 2C)。认为需要进一步研究观察。值得注意的是,如果将 MMF 用于肾功能不全的 IgA 肾病患者治疗,必须高度警惕卡氏肺孢子菌肺炎等严重感染,以前国内已有使用 MMF 治疗 IgA 肾病导致卡氏肺孢子菌肺炎死亡的案例。②雷公藤总苷:雷公藤作为传统中医药曾长期用于治疗自身免疫性疾病,其免疫抑制作用已得到大量临床试验证实。雷公藤总苷是从雷公藤中提取出来的有效成分。Chen 等的荟萃分析认为,应用雷公藤总苷治疗 IgA 肾病,其降低尿蛋白作用肯定。但是国内多数临床研究的证据级别都较低,因此推广雷公藤总苷的临床应用受到限制。此外,还需注意此药的毒副作用,如性腺抑制(男性不育及女性月经紊乱、闭经等)、骨髓抑制、肝损害及胃肠道反应。③其他药物:环孢素 A 用于 IgA 肾病治疗的相关试验很少,而且它具有较大的肾毒性,有可能加重肾间质纤维化,目前不推荐它在 IgA 肾病治疗中应用。来氟米特能通过抑制酪氨酸激酶和二氢乳清酸脱氢酶而抑制 T 细胞和 B 细胞的活化增殖,发挥免疫抑制作用,临床已用其治疗类风湿关节炎及系统性红斑狼疮。国内也有少数用其治疗 IgA 肾病的报道,但是证据级别均较低,其确切疗效尚待观察。

3.对 IgA 肾病慢性肾功能不全患者进行免疫抑制治疗的争议

几乎所有的随机对照研究均未纳入 GFR<30 mL/min 的患者,GFR 在30～50 mL/min 的患者也只有少数入组。对这部分人群来说,免疫抑制治疗是用或者不用,若用应该何时用、如何用,均存在争议。

有观点认为,即使 IgA 肾病已出现慢性肾功能不全,一些依然活跃的免疫或非免疫因素仍可能作为促疾病进展因素发挥不良效应,所以可以应用激素及免疫抑制剂进行干预治疗。一项病例分析报道,对平均 GFR 为 22 mL/min 的 IgA 肾病患者,用大剂量环磷酰胺或激素冲击续以 MMF 治疗,患者仍有获益。另外,Takahito 等的研究显示,给 GFR<60 mL/min 的 IgA 肾病患者予以激素治疗,在改善临床指标上较单纯支持治疗效果好,但是对改善肾病长期预后无效。

对于进展性 IgA 肾病患者,如果血清肌酐水平>221 μmol/L(2.5 mg/dL),至今无足够证据表明免疫抑制治疗仍然有效。有时这种血肌酐阈值被称为"一去不返的拐点",因此选择合适的治疗时机相当关键。但是该拐点的具体范围仍有待进一步研究确证。

综上所述,对于 GFR 在 30～50 mL/min 的 IgA 肾病患者,是否仍能用免疫抑制治疗目前尚无定论;但是对 GFR<30 mL/min 的患者,一般认为不宜进行免疫抑制治疗。

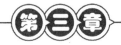

肾小管-间质疾病

第一节　肾小管性酸中毒

参照肾小管性酸中毒(renal tubular acidosis,RTA)的临床表现与其生理基础,一般将其分为四大类。①远端肾小管性酸中毒(Ⅰ型 RTA):由远端肾小管泌氢障碍所致;②近端肾小管性酸中毒(Ⅱ型 RTA):近端小管重吸收碳酸氢根障碍,而远端酸化功能完好无损;③Ⅲ型肾小管性酸中毒:同时具有近端和远端肾小管性酸中毒的特点;④合并高血钾的肾小管性酸中毒(Ⅳ型 RTA):可能继发于醛固酮不足或肾小管对醛固酮不敏感。其中Ⅰ～Ⅲ型均合并低钾血症。

一、近端肾小管性酸中毒

(一)病因与病理生理

近端肾小管性酸中毒(Ⅱ型 RTA,pRTA)是近端肾小管重吸收碳酸氢根障碍所致,表现为肾脏碳酸氢根重吸收阈值的下降(正常肾脏的碳酸氢根阈值婴儿约为 22 mmol/L,年长儿及成人为 24～27 mmol/L),而远端酸化功能完好无损。

近端 RTA 的病因比较复杂。凡是累及肾小管功能的各种原发病均能导致 pRTA。如多发性骨髓瘤、甲状旁腺功能亢进症、遗传性肾炎等,这些疾病均能通过损害肾小管-肾间质而诱发本病。此外,某些药物毒物也可通过损伤肾小管-间质而诱发本病。但因为近端肾小管的功能损伤很少只选择性的累及重吸收碳酸氢根的能力,所以多数情况下还合并有近端肾小管的其他功能障碍,若伴发氨基酸尿、肾性糖尿和磷酸盐尿,则称为范可尼综合征。

它还可以原发孤立存在,称为孤立性 pRTA,按其基因基础可分为 3 个亚类:①常染色体显性 pRTA,推测病因是编码 NHE3 的基因 *SLC9A3* 的突变导致钠氢交换障碍;②合并眼疾的常染色体隐性 pRTA,源于编码 kNBC1 的基因 $SLC4A4$ 的突变造成 kNBC1 活性的下降和丧失,从而影响近端肾小管基侧膜对碳酸氢根的转运;③散发性孤立性 pRTA,机制未明,可能与 NHE3、氢离子泵功能不成熟有关。

(二)临床表现

均表现为阴离子间隙正常的高血氯性代谢性酸中毒。当酸负荷使血浆 HCO_3^- 浓度降到足够低时,远端肾小管能够分泌足够的 NH_4^+ 使尿液 pH 下降到 5.5 以下,然而一旦碱化治疗使血浆 HCO_3^- 正常化以后,远端肾单位就无力挽回 HCO_3^- 的大量流失,因此尿液呈高度碱性,含有大量的碳酸氢根(高达滤过负荷的 $10\%\sim15\%$)。这种 HCO_3^- 流失只是暂时现象,当血浆碳酸氢根水平维持在酸血症范围时,又能达到稳态。此外低血钾常较明显。

骨病发生率在 20% 左右,主要为骨软化症或骨质疏松,儿童可有佝偻病,原因除酸中毒外,可能还与活性维生素 D_3 抵抗有关。尿路结石和肾脏钙化较少见。

由于 RTA 本身的隐匿性,此类患者往往是因其他合并的症状来首诊,比较常见的有婴幼儿期生长迟缓、眼部疾病、智力低下等。在合并眼疾的常染色体隐性 pRTA 中,普遍表现为严重的身材矮小和随年龄进展的眼部疾病,如青光眼、白内障和带状角膜病等,另外往往合并有恒牙釉质缺损、精神运动迟缓和智力低下。头颅 CT 可能发现基底节钙化。同时酸中毒也较严重。而散发性的孤立性 pRTA 则表现较轻,多起病于婴儿早期,首发表现为生长迟缓和反复的呕吐,是由于肾脏和小肠的原发性 HCO_3^- 重吸收障碍所致,一般不合并其他异常。

继发的 pRTA 在原发病表现的基础上合并近端肾小管性酸中毒。其中非选择性 pRTA 除肾小管性酸中毒表现外,还合并低磷血症、糖尿、氨基酸尿和小分子蛋白尿。

(三)诊断

出现:①阴离子间隙正常的高血氯性代谢性酸中毒;②低钾血症,尿钾排出增多;③尿中碳酸氢根增多,HCO_3^- 排泄分数 $>15\%$,酸中毒不严重时尿液呈碱性,酸中毒严重时尿液呈酸性,则近端肾小管性酸中毒诊断即可成立。疑似病例可行碳酸氢盐重吸收试验,即让患者口服或静脉滴注碳酸氢钠,如 HCO_3^- 排泄分数 $>15\%$ 即可确诊。

HCO_3^- 排泄分数 = 尿 HCO_3^- × 血肌酐 / 血 HCO_3^- × 尿肌酐

此外对于非选择性 pRTA 可有高尿磷、低血磷、高尿尿酸、低尿酸血症、高尿钙、葡萄糖尿和氨基酸尿等表现。

(四)治疗

能进行病因治疗者应行病因治疗(如对果糖不耐受应限制果糖摄入)。

针对肾小管性酸中毒的治疗原则是持续给予合适剂量的碳酸氢盐或枸橼酸盐来补碱,所补充的量须考虑以下两部分的需要:①补偿尿液中碳酸氢根的流失;②平衡蛋白质分解和骨骼生长所产生的酸。

对于近端肾小管性酸中毒,由于每天从尿中流失的碳酸氢根量极大,因此所需补充的碱量也很大(每 24 小时 10～20 mmol/kg 体重)。目前推荐使用枸橼酸钠、枸橼酸钾混合物,因为枸橼酸代谢可产生碳酸氢根,需注意每天剂量应分多次服用,尽可能保持日夜负荷均衡。值得指出的是,补碱治疗的药物量大且口感差,因此长期依从性差。合用噻嗪类利尿剂可以减少碱的用量,但缺点是可能使低钾血症加剧。

患者须限钠饮食,以减少细胞外容积,促进肾小管对 HCO_3^- 的重吸收。

为控制骨病,部分患者可补充活性维生素 D_3,特别是儿童患者。

(五)预后

pRTA 的疗程视其类型而不同。常染色体显性 pRTA 和合并眼疾的常染色体隐性 pRTA 通常是永久性疾病,需终身服碱。散发性孤立性 pRTA 则是暂时性的疾病,肾小管缺陷随生长发育而自行改善。因此,早期补碱的目的在于改善生长,一般 3～5 年可以撤药,不再复发。

二、远端肾小管性酸中毒

(一)病因与病理生理

远端肾小管性酸中毒(Ⅰ型 RTA,dRTA)是由于远端肾小管酸化功能障碍,特征表现为管腔液与管周液之间无法形成高氢离子梯度,在全身酸血症的刺激下仍然不能最大限度地降低尿 pH(到 5.5 以下)。导致此障碍的可能机制:①肾小管细胞氢泵衰竭;②非分泌缺陷性酸化功能障碍。

1.肾小管细胞氢泵衰竭

主动泌氢减少,常为先天性肾小管功能缺陷,儿童患者多为原发性,成人患者则常常继发于高球蛋白血症、慢性肝脏疾病和某些自身免疫性疾病,如干燥综合征等,但这方面研究仍欠完善,目前已在数名干燥综合征患者的肾活检标本中发现α型闰细胞上氢泵的缺失,然而在两名狼疮性肾炎合并高钾性 dRTA 的患者的α型闰细胞上,氢泵的表达并未发现异常。

原发性 dRTA 在家族研究上可呈常染色体显性遗传、常染色体隐性遗传和散发性。常染色体显性遗传的 dRTA 被认为与编码 Cl^--HCO_3^- 交换子的基因 *SLC4A1* 突变有关。在常染色体隐性遗传的 dRTA 和散发性 dRTA 中,有相当一部分病例并发有神经性耳聋,称为 rdRTA1,耳聋的发病可从出生到年长;另有一部分不合并神经性耳聋的称为 rdRTA2,是临床上比较常见的原发性 dRTA 类型。Karet 等的研究表明,rdRTA1 患者存在编码氢泵 $β_1$ 亚基的基因 *ATP6B1* 的突变,而 rdRTA2 可能是源于编码氢泵 116 kD 辅助 α 亚基($α_4$ 亚型)的基因 *ATP 6N1B* 的突变。

2.非分泌缺陷性酸化功能障碍

(1)肾小管细胞膜通透性变化,位于腔内的氢离子又被动扩散到管周液中,使氢离子梯度无法维持(梯度缺陷型)。这常由各种肾小管间质疾病继发,尤其常见于慢性间质性肾炎和两性霉素 B 肾脏损害。

(2)肾小管尤其是其远端的管腔负电位无法维持(电压依赖型),使泌氢入管腔的速率减慢,常见于梗阻性肾病、镰状细胞贫血和长期服用锂盐等所致的远端肾小管钠转运损害。这类病变往往同时合并钾分泌的障碍,形成高钾性 dRTA。

(3)从近端肾小管到肾髓质间质传递 NH_4^+ 的障碍导致远端肾小管泌 NH_4^+ 减少,见于肾钙化和各类慢性间质性肾病患者。

(二)临床表现

明显的临床征象有生长发育迟缓、多尿,隐性遗传的 dRTA1(recessive distal RTA1,rdRTA1)还并发神经性耳聋,耳聋的发病可从出生到年长。Soriano 等认为即使是 rdRTA2 患者,仍有可能在 20 岁以后发生神经性耳聋。如 dRTA 继发于其他疾病则还有原发病的表现。

1.正常阴离子间隙的高血氯性代谢性酸中毒

患者尿中可滴定酸和铵离子减少,尿 pH 上升(>6.0),血 pH 下降,称为反常性碱性尿。通常碳酸氢根的重吸收保持在正常范围,但由于尿液的 pH 较高,不可避免地带走一部分碳酸氢根,一般总量小于滤过的碳酸氢根负荷的 5%,可与 pRTA 区分。

2.低钾血症

小管腔内氢离子减少,因而钾离子代替氢离子与钠离子交换,使得大量钾离子从尿液中排出,形成低钾血症,严重者可致低钾性麻痹、心律失常和低钾血症性肾病,低钾的程度一般不如 pRTA 明显,但在电压依赖型 dRTA 中则表现为高钾血症。

3.钙磷代谢障碍

酸中毒除直接引起骨质溶解外,还能抑制肾小管对钙离子的重吸收,并减少 $1,25(OH)_2D_3$ 的生成,因此患者呈现高尿钙、低血钙,进而继发甲状旁腺功能亢进症,出现高尿磷、低血磷。严重的钙、磷代谢障碍常引起骨病、肾结石和肾钙化。肾钙化的进展可导致慢性肾衰竭,但早期持续的补碱干预能够阻止肾钙化的进展从而保护残肾功能。

目前远端肾小管性酸中毒还包含了不完全性 dRTA。这类患者虽然远端肾小管酸化功能受损,但铵离子排泌率很高,代偿了可滴定酸排泌的不足,因此并不存在代谢性酸中毒。但与普通 dRTA 都有肾钙化和尿路结石。

(三)诊断

实验室检查发现典型的正常阴离子间隙的高血氯性代谢性酸中毒、低钾血症、尿钾高、尿液中可滴定酸和/或铵离子减少、尿 pH 始终 >6.0,则远端肾小管性酸中毒诊断成立。低血钙、低血磷、骨病、尿路结石和肾钙化的发现则进一步支持该诊断。

不完全性远端肾小管性酸中毒患者,正常情况下没有如此典型的实验室检查结果,可以进行以下一些特殊检查。

1.氯化铵负荷试验

有肝病的患者可用氯化钙代替,方法与氯化铵相同。停用碱性药物 2 天后给予 NH_4Cl 0.1 g/kg,分 3 次口服,连续 3 天以后测尿 pH。也可采取一天法,即将上述剂量在 3～5 小时服完,以后每小时测尿 pH 1 次,共测 5 次。如不能降到 5.5 以下,则不完全性 dRTA 诊断成立。

2.尿 PCO_2/血 PCO_2 值

正常当尿液碱化时,远端肾小管分泌的氢离子与管腔中的碳酸氢根相结合成 H_2CO_3,由于该部分管腔中缺乏碳酸酐酶,新形成的碳酸要到较远的部位,特别是到肾盂后才形成 CO_2,因此从尿中测得的 PCO_2 较血中的 PCO_2 可高 2.7～4.0 kPa(20～30 mmHg)。在电压依赖型 RTA 或氢泵自身障碍引起的 RTA 中,由于氢离子在管腔内不能充分增加,因此即使尿液已经碱化,尿 PCO_2/血 PCO_2 值仍不能上升,表示远端肾小管有泌氢障碍。反之,如果酸中毒是由梯度障碍引起的,则该值仍正常。

3.呋塞米试验

使用呋塞米后,抑制了髓袢对钠的重吸收,到达远端的钠大量增加,它们在皮质集合管可以被大量重吸收从而使管腔电负性明显增加,泌氢增加,排钾也明显增加。因此正常人应用后尿 pH 明显下降,尿钾增加。有广泛氢泵障碍者,排氢不能增加,因而尿 pH 不能下降,但由于主细胞仍能重吸收钠,故尿钾增加;如果氢泵障碍仅限于髓质集合小管,由于皮质集合管仍能泌氢,因此用呋塞米后尿 pH 可下降,尿钾增加,但基础状态下排氢仍少,酸中毒时尿 pH 仍>5.5;在电压依赖型或钠重吸收障碍的 RTA 中,由于病变在皮质集合管,用呋塞米后钠仍不能重吸收,尿 pH 不降,排钾也不增加。

4.中性磷酸钠或硫酸钠试验

注射中性磷酸钠或硫酸钠后,由于远端肾小管对该阴离子不吸收,管腔电负性增加,促进泌氢,尿 pH 下降,PCO_2 上升。如果不出现上述变化,表明 dRTA 由泌氢障碍而非已分泌的氢离子倒流引起。本试验目前应用较少,大多可用测尿 PCO_2/血 PCO_2 值所代替。

(四)治疗

有明确病因的继发性 dRTA 应尽量去除病因。针对肾小管性酸中毒的治疗目标不仅仅在于尽可能纠正生化指标的异常,更重要的是改善儿童的生长发育,治疗骨病,防止肾脏钙化的进展和慢性肾功能不全的发展。

1.纠正酸中毒

与 pRTA 不同,补碱量较少,但仍需补充足够的碱以平衡酸的产生,常用枸橼酸钠钾,也可用碳酸氢钠,但钠盐有可能加剧低钾血症。由于骨骼生长过程中有大量氢离子释放,因此儿童体内的每天产酸率(2 mmol/kg)比成人高(1 mmol/kg),每天每千克体重所需的碱量从婴儿到成人也相应地减少,婴儿患者每天枸橼酸或碳酸氢盐用量需达 5~8 mmol/kg,儿童需达 3~4 mmol/kg,成人的用量则减少到 1~2 mmol/kg。若单用枸橼酸钾,儿童推荐剂量为每天 4 mmol/kg。

2.补充钾盐

多服用枸橼酸钾(常与枸橼酸或枸橼酸钠配成合剂)。

3.防治肾结石、肾钙化和骨病

充分补充枸橼酸盐可以有效纠正高钙血症,同时尿中枸橼酸排出增多,结合大量的钙,从而减小了草酸钙结石形成的危险性,但尿枸橼酸盐的增加伴随有尿 pH 的升高,而后者则增加了尿磷酸钙的饱和度,因此需防止补碱过量,除上述原因外,还要防止水钠潴留。有必要监测尿的钙/肌酐和柠檬酸盐/肌酐比值以评价补碱的充分性。对已经发生骨病而未出现肾钙化的患者,可小心试用钙剂和$1,25(OH)_2D_3$治疗。

(五)预后

原发性远端肾小管性酸中毒是终身疾病,需永久性治疗。补碱治疗能有效改善患儿的生长发育并阻止各年龄段患者肾钙化的进展,因此如果在发病早期即给予有效干预并持之以恒,预后仍能相当理想。但如果初始治疗延误到年长儿期甚至成人期,一般均不能避免终末期肾功能不全的出现。继发性 dRTA 的预后视原发病而不同。

三、混合型肾小管性酸中毒

有些患者同时具有远端及近端 RTA 的表现,尿中可滴定酸及铵离子均减少,伴有碳酸氢根的增多、尿 PCO_2/血 PCO_2 比值的降低,并且在严重酸中毒的情况下也不能将尿液最大限度地酸化,临床症状较重,因此被称为混合型肾小管性酸中毒(Ⅲ型 RTA)。

此型 RTA 可以在原发性 dRTA 患者的婴幼儿期一过性出现而没有独立的基因基础,也可以作为遗传性 CAⅡ 缺陷的产物。编码 CAⅡ 的基因位于 8 号染色体 q22 上,有 7 个外显子和 6 个内含子,其突变导致常染色体隐性遗传的综合征,表现为骨硬化症、肾小管性酸中毒、大脑钙化和智力低下。目前已发现的突变方式有 12 种。所有临床表现均可归咎于不同器官内 CAⅡ 功能的缺陷。CAⅡ 广泛存在于近端肾小管和远端肾小管的细胞质内,其功能障碍抑制了细胞内 CO_2 和 H_2O 结合成碳酸,再解离为氢离子和碳酸氢根的反应。在近段小管主要表现为碳酸氢根转运入血的障碍,在远端肾小管则表现为泌氢的减慢,因此出现混合型 RTA。骨硬化症可以合理地解释为破骨细胞的泌酸障碍,以致不能有效溶解骨质。

混合型肾小管性酸中毒的治疗同远端及近端肾小管性酸中毒的治疗。

四、高血钾型肾小管性酸中毒

(一)病因与发病机制

一般认为醛固酮分泌减少或远端肾小管对醛固酮反应减弱在高血钾型肾小管性酸中毒(Ⅳ型 RTA)中可能起重要致病作用,这将损害肾小管钠的重吸收,氢、钾的排泄和氨的生成,因而导致酸中毒和高钾血症。

此型 RTA 在成人中多为获得性。醛固酮绝对不足可以是由于原发的肾上腺功能异常,也可继发于各种轻、中度肾功能不全[（常见有糖尿病肾病、系统性红斑狼疮肾病和人类免疫缺陷病毒相关性肾病等,GFR>20 mL/(min·1.73m²)]所致的低肾素血症;醛固酮相对不足往往与梗阻性肾病、移植肾排异和药物损害所引起的慢性间质性肾病有关。

遗传性的Ⅳ型 RTA 常见于儿童,病因大致分为原发性Ⅰ型假性醛固酮减少症和原发性Ⅱ型假性醛固酮减少症,又称 Gordon 综合征。其中前者有两种遗传方式:常染色体显性遗传的类型源于编码盐皮质激素受体的基因出现了杂合子突变,其醛固酮抵抗局限于肾脏;而常染色体隐性遗传的类型则表现为多种器官的醛固酮抵抗,其分子基础是编码 ENaC 结构亚基(α、β 或 γ)的基因发生了纯合突变,使该亚基丧失功能。Gordon 综合征以常染色体显性方式遗传,肾脏表现为 Henle 袢上升支粗段和远端肾小管初始段对 NaCl 重吸收的过度增强(称为氯离子短路)。有发现这种异常可能与编码 WNK1 和 WNK4 激酶的基因发生功能获得性突变有关,从而增强了氯的跨细胞和细胞旁路的转运。

另外还有一种见于婴儿期的亚型,表现为一过性的高血钾和代谢性酸中毒,而不存在肾性失盐,称为幼年期高钾血症。

(二)临床表现

表现为阴离子间隙正常的高血氯性代谢性酸中毒。此类患者在酸负荷后酸化尿液的功能仍在正常范围,因此尿 pH 一般在 5.5 以下;但由于肾小管泌铵率很低,泌酸能力低于正常。酸中毒和高钾血症通常较严重,与肾功能不全程度不成比例。严重高血钾可以抑制心肌导致心律失常甚至心脏骤停,影响神经-肌肉复极过程而使四肢松弛性瘫痪、腱反射消失,也可出现动作迟钝、嗜睡等中枢神经症状。肾脏钙化和尿路结石一般很少出现,骨病只作为肾功能不全的并发症存在。

其中见于儿童的遗传性Ⅳ型 RTA 尚有肾性失盐,血浆肾素活性除 Gordon 综合征降低外,其余均升高。而成人的获得型Ⅳ型 RTA 还合并有钠潴留和高血压等表现,给予盐皮质激素无反应,给予硫酸钠可增加钾排泌,而给予氯化钠则无此作用。

(三)治疗

治疗方法和预后取决于潜在的病因,应了解患者的病史,特别是药物史,了解肾脏排酸、排钾状况、血肾素-醛固酮水平。除此之外,控制血钾是至关重要的环节：须避免任何储钾的药物和高钾饮食，可口服离子交换树脂和呋塞米等排钾利尿剂。监测血钾波动和心电图情况，一旦发生严重高血钾（＞6.5 mmol/L）或心电图出现明显异常，应及时行透析治疗。纠正酸中毒可用碳酸氢钠每24小时1.5～2.0 mmol/kg体重。降低血钾也将有助于酸中毒的纠正。氟氢可的松替代治疗对肾上腺功能不全或低肾素性低醛固酮血症有显著效果，推荐剂量为每天0.1 mg；对于醛固酮抵抗者，每天剂量应加大到0.3～0.5 mg。氟氢可的松治疗的同时可合用呋塞米等祥利尿剂以减轻细胞外液容量扩张。

第二节　急性间质性肾炎

急性间质性肾炎是由多种病因引起的肾小管间质炎症疾病，临床呈现轻度蛋白尿、血尿、无菌性白细胞尿、管型尿及急性肾衰竭，病理检查见肾间质炎症细胞浸润、水肿及肾小管上皮细胞变性、坏死及再生。

急性间质性肾炎约占肾活检病例的1％。据报道67例不明原因的急性肾衰竭经肾活检发现9例（13％）为急性间质性肾炎，另外218例急性肾衰竭经肾活检确诊为急性间质性肾炎的有29例（13％）。可见急性间质性肾炎为急性肾衰竭的重要病因之一。

一、急性间质性肾炎的认识历程

对于间质性肾炎的认识，最早可追溯到1792年。当时一名为Admiral John的患者死于肾衰竭、高血压，尸体解剖时发现肾间质有明显炎症改变，推测与饮用船上含铅较高的淡水有关。20世纪中期后，抗生素及其他可能引起超敏反应的药物使用越来越广泛，药物性急性间质性肾炎已经成为一个最常见的急性肾衰竭病因。有报道在急性肾衰竭患者中急性间质性肾炎占15％～20％。近年，免疫学、分子生物学等新知识、新技术在肾脏病中的广泛应用，更强有力地推动了对急性间质性肾炎的研究，使得认识更加深入。

二、急性间质性肾炎的发病机制

急性间质性肾炎发病机制尚不十分清楚，按病因可以分为免疫介导、感染相关、特发性及恶性肿瘤浸润四类。药物和感染仍然是引起急性间质性肾炎的最常见病因。Baker等分析了1986－2001年报道的128例急性间质性肾炎，药物过敏性占 71.1％,其中 1/3 由抗生素引起,15.6％为感染相关性。

(一)药物性急性间质性肾炎

引起急性间质性肾炎的药物种类繁多(表 3-1),近年来,这些药物种类已有所变化。20 世纪 80 年代以前,青霉素、半合成青霉素、磺胺类等抗菌药物是引起急性间质性肾炎的主要药物;20 世纪 80 年代以后,国内外文献报道最多的诱发急性间质性肾炎的药物是非甾体抗炎药和头孢菌素类抗生素,而利尿剂、解热镇痛药、别嘌呤醇、H_2受体拮抗剂等导致的急性间质性肾炎也不断增多,而且许多病例是由多种药物混合应用引起。近年来,其他一些新药如质子泵抑制剂、环氧合酶-2 抑制剂、新型抗生素泰利霉素等导致的急性间质性肾炎也不断被报道。

表 3-1　与急性间质性肾炎相关的常见药物

药物种类	常见药物
抗微生物药	大环内酯类、头孢菌素类、哌拉西林、庆大霉素、万古霉素、四环素、磺胺米隆、呋喃妥因、环丙沙星、诺氟沙星、乙胺丁醇、异烟肼、利福平、阿昔洛韦、茚地那韦
非甾体抗炎药	各种非甾体抗炎药,包括环氧合酶-2 抑制剂
利尿剂	呋塞米、噻嗪类、氨苯蝶啶、依他尼酸、氯噻酮
其他药物	别嘌呤醇、硫唑嘌呤、卡托普利、氨氯地平、地尔硫䓬、卡马西平、苯妥英钠、奥美拉唑、法莫替丁、雷尼替丁、氯贝丁酯、5-氨基水杨酸、丙硫氧嘧啶、普仑司特、奎宁、可卡因、苯丁胺

药物已成为导致急性间质性肾炎最常见的病因,免疫反应是其主要发病机制,但确切的发病机制尚不清楚。大多数研究表明,细胞免疫是其主要的免疫类型,也有研究发现,在少数药物相关性急性间质性肾炎患者肾活检标本中偶可见到抗肾小管基膜抗体或免疫复合物的沉积,提示体液免疫也可能参与此病的发生。所以不同患者及不同药物的发病机制可能有所不同。

1.细胞免疫

有如下证据提示细胞免疫参与药物所致急性间质性肾炎的发病:①肾间质广泛单个核细胞、嗜酸性粒细胞和多形核细胞浸润;②免疫组织化学显示肾间质浸润细胞是以 T 细胞为主;③动物模型支持某些肾小管间质损伤为细胞免疫介导所致;④肾组织中出现非干酪性肉芽肿,提示局部存在迟发型超敏反应。

目前认为在急性间质性肾炎发病过程中,药物引起的细胞免疫主要通过抗原特异性迟发型超敏反应和 T 细胞直接细胞毒作用致病。多数药物性急性间质性肾炎的肾间质浸润细胞是以 $CD4^+$ 细胞为主,$CD4^+/CD8^+>1$,而西咪替丁和非甾体抗炎药诱发的急性间质性肾炎却以 $CD8^+$ 为主，$CD4^+/CD8^+<1$。药物(半抗原)与肾小管上皮细胞蛋白(载体)结合形成抗原，经肾小管上皮细胞抗原递呈作用，使肾间质浸润 T 细胞(包括 $CD4^+$ 和 $CD8^+$)致敏，当再次遇到此相应抗原时，$CD4^+$ 细胞就可通过 Ⅱ 类主要组织相容性复合体(MHC Ⅱ)、$CD8^+$ 细胞通过 Ⅰ 类主要组织相容性复合体(MHC Ⅰ)限制性地识别肾小管上皮细胞，诱发迟发型超敏反应和 T 细胞直接细胞毒损伤($CD4^+$ 细胞主要介导前者，而 $CD8^+$ 细胞主要介导后者)，损伤肾小管，导致肾间质炎症(包括非干酪性肉芽肿形成)。这些活化的 T 细胞上还可合成大量细胞因子，包括 γ 干扰素、IL-2、IL-4、TNF-α 参与致病。同时细胞毒 T 细胞所产生的粒酶、穿孔素等物质也具有细胞毒作用而损伤肾小管。此外，肾间质中激活的单核巨噬细胞也能释放蛋白溶解酶、活性氧等物质而加重肾小管间质损伤，并能分泌生长因子(如转化生长因子 β)活化肾间质成纤维细胞，促进细胞外基质合成，导致肾间质病变慢性化。

非甾体抗炎药在引起急性间质性肾炎的同时还能引起类似微小病变肾型病的肾小球疾病，后者发病也与 T 细胞功能紊乱有关：非甾体抗炎药抑制环氧合酶活性，使前列腺素合成受抑制，花生四烯酸转化为白三烯的概率增加，后者激活 T 细胞。激活的辅助性 T 细胞通过释放细胞因子而使肾小球基膜通透性增加，引起肾病综合征。

2.体液免疫

药物及其代谢产物可作为半抗原与宿主体内蛋白(即载体，如肾小管上皮细胞蛋白)结合形成致病抗原，然后通过如下体液免疫反应致病：①Ⅰ型超敏反应，部分患者血清 IgE 升高，外周血嗜酸性粒细胞增多，出现嗜酸性粒细胞尿，病理显示肾间质浆细胞及嗜酸性粒细胞浸润，提示 Ⅰ 型超敏反应致病。②Ⅱ型超敏反应：部分患者血中出现抗肾小管基膜抗体，免疫病理显示肾小管基膜上有 IgG 及 C_3 呈线样沉积，提示 Ⅱ 型超敏反应致病。这主要见于甲氧西林所致的急性间质性肾炎。目前认为在抗肾小管基膜疾病中靶抗原为 3M-1 糖蛋白，由近曲小管分泌黏附于肾小管基膜的外表面，分子量为 48 000。正常人对此蛋白呈免疫耐受，但是药物半抗原与其形成一种新抗原时，免疫耐受丧失，即能诱发抗肾小管基膜抗体产生，导致急性间质性肾炎。③Ⅲ型超敏反应：此型由循环免疫复合物致病，常见于狼疮性肾炎伴随的间质性肾炎，较少见于药物性急性间质性肾炎。

(二)感染相关性急性间质性肾炎

感染曾是急性间质性肾炎最常见的原因，随着抗生素及特异性疫苗的广泛使用,感染相关性急性间质性肾炎的发生率已明显下降。细菌是引起感染相关性急性间质性肾炎最常见的病原体,其他的病原体还包括病毒、螺旋体、寄生虫、真菌、支原体、衣原体等。

感染相关性急性间质性肾炎就其发病机制可分为如下两大类。

1.病原微生物直接侵袭肾间质所致急性间质性肾炎

主要见于急性肾盂肾炎。在我国,尤其是卫生条件较差的地区,细菌性肾盂肾炎至今仍是急性间质性肾炎的一个常见病因。但是,感染性急性间质性肾炎并不完全等同于急性肾盂肾炎,急性肾盂肾炎并发肾实质感染可导致感染性急性间质性肾炎,但急性肾盂肾炎不一定都发生感染性急性间质性肾炎。

微生物直接侵袭所致的急性间质性肾炎与本文讨论的其他免疫介导急性间质性肾炎在临床表现及治疗上差别很大,下文不再对这一特殊类型的急性间质性肾炎进行讨论。

2.感染诱发免疫反应所致急性间质性肾炎

与前者不同之处在于此类急性间质性肾炎肾间质未被病原体直接侵犯,而是感染诱发免疫反应(主要为细胞免疫反应)导致肾间质炎症。此急性间质性肾炎可由多种病原体感染诱发,包括细菌、病毒、螺旋体、支原体、衣原体、立克次体及寄生虫等。在早期报道中,由细菌感染引起的急性间质性肾炎最多,但随着抗生素的广泛应用,细菌感染引起的急性间质性肾炎发生率明显下降,由病毒感染引起者数量却显著增长。近年来,由人类免疫缺陷病毒感染引起的急性间质性肾炎病例也在日益增多。

(三)肾小管间质性肾炎葡萄膜炎综合征

肾小管间质性肾炎葡萄膜炎综合征(tubulointerstitial nephritis and uveitis syndrome,TINU)是一个与机体免疫功能紊乱相关的、呈现急性间质性肾炎合并眼色素膜炎的综合征,临床并不多见。TINU 主要见于特发性急性间质性肾炎,但是其他急性间质性肾炎也可能发生。此综合征的病因及发病机制至今尚不完全明确,可能与以下因素有关。

1.细胞免疫

目前较公认的发生机制是细胞介导免疫致病。其主要依据为:①患者的皮肤试验反应能力降低;②外周血中 T 细胞亚群($CD3^+$、$CD4^+$、$CD8^+$)异常,$CD4^+/CD8^+$ 比值降低,$CD56^+$ 的 NK 细胞增高;③肾脏病理检查可见肾间质中有大量 $CD3^+$、$CD4^+$、$CD8^+$ 淋巴细胞浸润,多数报道以 $CD4^+$ 细胞为主,并长期存在。有关肾间质浸润 T 细胞亚群的分布,有报道以辅助/诱导性 T 细胞为主,也有报道以抑制/细胞毒性 T 细胞为主,似乎前者报道较多。

2.体液免疫

目前有证据表明,TINU 也可存在体液免疫的异常。其依据为:①患者存在多克隆高丙种球蛋白血症,尤以血 IgG 水平升高明显。②在部分 TINU 患儿肾组织中检测出抗肾小管上皮细胞抗体成分。Wakaki 等对 1 例 13 岁女孩肾组织中的 IgG 纯化后测得 125000 抗体成分,证实为抗肾小管上皮细胞抗体,并通过免疫组化法明确该抗体存在于皮质区近/远端肾小管上皮细胞的胞质中。但尚未见眼部相关自身抗体阳性的报道。③少数病例检测出抗核抗体、类风湿因子、IgM 型抗心磷脂抗体、抗中性粒细胞胞质抗体、抗肾小球基膜抗体等自身抗体及循环免疫复合物,提示体液免疫异常在部分 TINU 中起作用,可能是一种自身免疫性疾病。

3.遗传因素影响

有关单卵双生兄弟、同胞姐妹共患 TINU,以及 TINU 患者母亲患有肉芽肿病的报道,均强烈显示本病具有遗传倾向。已有报道证实 TINU 与人类白细胞抗原(HLA)系统有着密切关联,主要集中在 *HLA-DQA1*、*HLA-DQB1*、*HLA-DR6*、*HLA-DR14* 等等位基因。

三、急性间质性肾炎的诊断

出现不明原因的急性肾衰竭要考虑急性间质性肾炎的可能,感染或药物应用史、典型临床表现及实验室、影像学检查有助于诊断,但是肾脏病理检查仍是诊断的金标准。

(一)临床表现

急性间质性肾炎因病因不同,临床表现各异。典型的药物性急性间质性肾炎均有用药史,常有药物过敏表现(约 75％患者出现药物热,30％～50％患者出现药疹,15％～20％患者出现关节痛),并在药物过敏后的 1 天至数天出现少尿性(病情较重者)或非少尿性(病情较轻者)急性肾衰竭。感染-免疫相关性急性间质性肾炎常首先出现与感染相关的全身表现,而后才出现急性肾衰竭。

(二)实验室表现

1.尿常规

常表现为轻度蛋白尿(<2 g/d,以小分子蛋白尿为主)、镜下血尿(甚至肉眼血尿)、无菌性白细胞尿(早期尚能见嗜酸性粒细胞尿)及管型尿(包括白细胞管型)。

2.血常规

一般无贫血,偶尔出现轻度贫血。30%～60%的药物性急性间质性肾炎患者外周血嗜酸性粒细胞增多。

3.肾小管损伤指标及肾小管功能检查

患者尿 N-乙酰-β 氨基葡萄糖苷酶、γ-谷氨酰转肽酶及亮氨酸氨基肽酶增多,提示肾小管上皮细胞损伤。尿 β_2-微球蛋白、α_1-微球蛋白、视黄醇结合蛋白及溶菌酶常增多,提示近端肾小管重吸收功能障碍;尿比重和尿渗透压减低,提示远端肾小管浓缩功能减退。患者有时还能出现肾性尿糖,甚至出现范可尼综合征(呈现肾性糖尿、氨基酸尿及磷酸盐尿等)及肾小管性酸中毒。

4.肾小球功能检查

患者出现急性肾衰竭时,血肌酐及尿素氮水平迅速升高。

(三)影像学表现

B超等影像学检查示肾脏大小正常,而发生急性肾衰竭时常提示肾脏体积增大。

(四)^{67}Ga 核素扫描

近年来有人报道 3 例急性间质性肾炎病例肾脏摄取^{67}Ga 明显增多,提示^{67}Ga核素扫描有助于急性间质性肾炎诊断。Linton 等报道了 11 名急性间质性肾炎患者,于起病 48 小时内肾脏摄取^{67}Ga 均增多。但是,此后其他一些文献报道,^{67}Ga 诊断急性间质性肾炎的敏感性仅为 58%～68%,特异性也不高。因此,^{67}Ga 同位素扫描并非一个理想的诊断指标。然而,文献报道急性肾小管坏死患者极少出现^{67}Ga 同位素扫描阳性,因此,有学者认为该检查对鉴别急性间质性肾炎与急性肾小管坏死仍有一定意义。

(五)病理表现

病理检查是诊断急性间质性肾炎的"金标准",然而,具有典型临床及实验室表现的病例并不一定需要肾穿刺病理检查。

1.光学显微镜检查

急性间质性肾炎的病理特点主要是肾间质炎症细胞浸润伴水肿。药物性急性间质性肾炎、感染-免疫相关性急性间质性肾炎及特发性急性间质性肾炎患者的肾间质中的浸润细胞均以单核细胞、淋巴细胞和浆细胞为主,并可伴不同程度的嗜酸性粒细胞(药物性急性间质性肾炎最明显)。恶性血液肿瘤肾脏浸润时肾间质见大量形态单一的肿瘤细胞。此外,在部分药物性急性间质性肾炎、特发性急性间质性肾炎及结节病患者中,肾间质中还可见上皮样细胞肉芽肿。肾小管也可有不同程度的退行性变,可见刷状缘脱落,细胞扁平,甚至出现上皮细胞坏死、基膜断裂。肾小球及肾血管正常。

2.电子显微镜检查

肾小管基膜不连续,部分增厚,基膜分层。非甾体抗炎药引起的急性间质性肾炎可伴随出现肾小球微小病变,此时可见肾小球脏层上皮细胞足突广泛融合。

3.免疫荧光检查

多呈阴性,但由某些药物引起者(如甲氧西林等)有时可见 IgG、C_3 沿肾小管基膜呈线样沉积。

(六)诊断标准

1.药物性急性间质性肾炎的诊断

若有明确用药史、典型药物过敏表现(药疹、药物热、血嗜酸性粒细胞增多等)、典型肾间质病表现(轻度蛋白尿、血尿、无菌性白细胞尿及管型尿),以及肾小管和肾小球功能损伤,临床即可诊断为药物性急性间质性肾炎。如果上述表现不典型(尤其无全身药物过敏表现),则必须进行肾穿刺病理检查才能确诊。

2.感染-免疫相关性急性间质性肾炎的诊断

若有明确感染史、典型肾间质病表现,以及肾小管和肾小球功能损伤即应怀疑为此病,确诊必须做肾穿刺病理检查。

3.特发性急性间质性肾炎的诊断

必须在肾穿刺病理检查肯定急性间质性肾炎存在后,再仔细除外药物性急性间质性肾炎及感染-免疫相关性急性间质性肾炎才能诊断。

四、急性间质性肾炎的治疗

大多数急性间质性肾炎患者预后较好,而病理损害较重或治疗不及时也可遗留肾功能不全,尤其易见于老年患者。

(一)去除病因

控制感染、及时停用致敏药物是急性间质性肾炎治疗的第一步。许多患者在感染控制或停用相关药物后病情可以自行好转。

(二)糖皮质激素

一些较小型的非随机对照分析认为糖皮质激素治疗急性间质性肾炎疗效明显,药物相关性急性间质性肾炎、感染-免疫相关性急性间质性肾炎及特发性急性间质性肾炎均应使用激素治疗(感染-免疫相关性急性间质性肾炎需在感染控制后才应用)。一些回顾性研究也表明,使用糖皮质激素能改善肾功能,重复肾活检也发现病理改变减轻。其他一些分析则认为是否使用激素与患者病情改善程度及转归无关。有学者对 60 例急性间质性肾炎患者进行回顾性分析发现,使用激素治疗和不使用激素治疗的急性间质性肾炎患者在随访 12 个月中,其临床表现和血肌酐水平差异均无统计学意义,但是对特发性急性间质性肾炎及免疫性疾病引起的急性间质性肾炎激素疗效肯定。

应用激素的指征:①肾功能急剧恶化;②肾活检提示肾间质严重弥漫炎症细胞浸润,或肉芽肿形成;③需透析治疗;④停药后肾功能恢复延迟。若肾活检显示严重肾间质纤维化,激素则不宜使用。

激素治疗一般采用 $0.5\sim1.0$ mg/(kg·d)口服,在 $4\sim6$ 周减量至停用。若治疗 4 周仍无效则停用。

(三)免疫抑制剂

急性间质性肾炎治疗一般无须使用免疫抑制剂。也有报道认为,若激素治疗 $2\sim3$ 周仍无效,可考虑加用免疫抑制剂如环磷酰胺,但是时间不宜过长。

(四)血液净化

1.血液透析

当急性间质性肾炎引起急性肾衰竭时,患者若合并高分解则应立即进行透析。若无高分解但有如下任何一个指征时也应进行透析:①无尿或少尿超过 2 天;②血肌酐>442 μmol/L(5 mg/dL);③血尿素氮>21 μmol/L(60 mg/dL);④二氧化碳结合力<13 μmol/L;⑤血清钾>6.5 μmol/L;⑥有肺水肿或脑水肿先兆;⑦尿毒症症状极重。采用血液透析或腹膜透析皆可。

2.血浆置换

有学者认为,由抗肾小管基膜抗体引起的急性间质性肾炎及自身免疫性疾病(如系统性红斑狼疮)引起的重症急性间质性肾炎,血浆置换可能是一个有效的治疗方法,但其有效性还有待更多临床试验证实。

(五)其他探索

近年,许多学者已对急性间质性肾炎的治疗做了一些新的探索。

1.清除肿瘤坏死因子

因为肿瘤坏死因子(TNF)在急性间质性肾炎中具有介导组织损伤作用,故已有学者试用抗 TNF 药物来治疗急性间质性肾炎。目前抗 TNF 的药物可分成如下3类。①磷酸二酯酶抑制剂：抑制TNF合成，如肾上腺皮质激素、前列腺素、腺苷类和IL-10。②TNF金属蛋白酶抑制剂：抑制TNF前体的生成。③可溶性TNF受体或抗TNF抗体：可以拮抗已经释放的TNF的作用。在动物试验中，用抗TNF药物治疗TNF介导的疾病已获得了预期疗效。临床已有用抗TNF-α抗体——英夫利昔单抗治疗激素治疗无效的结节病间质性肾炎的个例报道，取得了良好疗效。

2.氧自由基清除剂

动物试验证明，氧自由基在多种病因引起的急性间质性肾炎中具有致病作用，而某些氧自由基清除剂如去铁胺、人参皂苷、三七皂苷等对实验性肾损伤已显示了一定的保护效应。

第三节 慢性间质性肾炎

慢性间质性肾炎是由多种病因引起，临床表现为肾小管功能异常及进展性慢性肾衰竭，病理以不同程度的肾小管萎缩、肾间质炎性细胞浸润及纤维化病变为基本特征的一组临床病理综合征。通常其早期肾小球和肾血管不受累或受累相对轻微，晚期病变累及肾小球，可出现肾小球硬化及小血管壁增厚或管腔闭塞。

由于慢性间质性肾炎临床过程隐匿，其导致肾间质纤维化的程度也不一致，患者常出现显著肾功能下降才会就诊。因此，目前对慢性间质性肾炎的发病率缺乏确切统计资料。来自世界不同地区的数据显示其在终末期肾脏病的患者中所占比例差异很大，在苏格兰地区为42%，而在美国则仅为3%。根据国内大样本因肾脏病而行肾活检患者的资料显示，慢性间质性肾炎的检出率约为0.9%；而在因慢性肾功能不全而行肾活检的患者中，慢性肾小管间质病变者占11.7%。无论其发病率究竟如何，慢性间质性肾炎确实是导致进展性慢性肾脏病不可忽视的重要原因之一。

慢性间质性肾炎的病因多样化，随病因的不同其临床表现各异。本节将重点介绍药物相关慢性间质性肾炎，并简要介绍常见的代谢性异常相关慢性间质性肾炎。

一、药物相关的慢性间质性肾炎

药物相关慢性间质性肾炎是药物相关肾损害中最常见的类型之一，其确切发病率尚不清楚。因其临床表现不特异，服药史与临床发病的关系常难以判定，患者大多已失去肾活检时机，故临床容易误诊、漏诊。根据文献报道，药物相关慢性间质性肾炎最常见致病药物是解热镇痛药（包括非甾体抗炎药）、含马兜铃酸类中草药、环孢素或他克莫司等免疫抑制剂及锂制剂。

（一）镇痛剂肾病

解热镇痛药引起的肾损害被称为镇痛剂肾病，即指因长期服用解热镇痛药所致的慢性间质性肾炎，常伴有肾乳头坏死，临床多表现为慢性肾衰竭。

1.发病情况

镇痛剂肾病在人群中的发病情况目前尚不完全清楚，主要与不同国家的统计方法、观察人群及对药物不良反应的监测系统是否完善有关。据欧洲统计资料显示，镇痛剂肾病在不同国家的患病率差别很大，其中，瑞士、比利时、奥地利、德国和苏格兰等国家的终末期肾病患者中可高达 20%，而在其他欧洲国家仅为 1%~3%。在美国，终末期肾病患者中 1%~3% 为镇痛剂肾病，其地区差异很大，在北卡罗来纳地区此比例高达 10%，而在费城地区仅占 1.7%。目前国内尚缺乏有关镇痛剂肾病发病情况的确切统计资料，这与我国对此类药源性疾病的认识不足、对肾小管间质疾病的诊断水平有限和药物不良反应监测尚未完善等因素有关。根据对 1980－2001 年我国生物医学文献数据库中所收集的42 篇与解热镇痛药不良反应相关的文献分析，其中报道的肾脏不良反应共104 例，涉及近 20 种解热镇痛药。国内学者曾对解热镇痛药的不良反应进行监测分析，发现其导致肾损害的发生率占其各类不良反应的 7.7%。根据 2006 年北京大学第一医院对北京市普通人群的慢性肾脏病流行病学调查资料显示，服用肾毒性药物是慢性肾脏病患病的独立危险因素，其中非甾体抗炎药和解热镇痛药是常见的致病药物。由此可见，解热镇痛药导致的慢性间质性肾炎在我国可能并不少见，值得给予重视。

2.解热镇痛药的种类及致病剂量

广义的解热镇痛药包括酸类和非酸类两大类，均具有解热、镇痛作用。酸类药物包括水杨酸类、邻氨基苯甲酸类、乙酸类和丙酸类等，常用（商品）药物包括阿司匹林、吲哚美辛、布洛芬等。非酸类药物主要包括吡唑酮类、苯胺类、昔康类和昔布类等，常用（商品）药物包括保泰松、含有对乙酰氨基酚成分的药物（如对乙酰氨基酚、百服宁等)、吡罗昔康、尼美舒利等。由于此类药物中除苯胺类以外的药物同时具有较强的抗炎、抗风湿的作用,其化学结构和抗炎作用的机制又不同于甾体激素,故又被称为非甾体抗炎药。狭义的解热镇痛药常特指苯胺类药物,主要因其临床被作为解热镇痛治疗常用药。

根据 20 世纪 60～80 年代国外的流行病学资料显示,罹患镇痛剂肾病的危险性通常与滥用药物所致的用药时间过长、累积剂量过多相关,大多为联合服用两种以上药物所致,其致病累积剂量常需为 1～3 kg。有一些回顾性研究资料显示,某些解热解热镇痛药单独应用也可能导致镇痛剂肾病或可增加慢性肾衰竭的风险。近年来的研究发现,服用正常剂量的解热镇痛药也可能引起肾损害。根据 2001 年瑞典对 530 万人的一项随机抽样调查,在控制了各种混杂因素后,对 929 例确诊为肾实质疾病所致慢性肾衰竭(chronic renal failure,慢性肾衰竭)患者和 998 例正常人的应用解热镇痛药情况进行比较,结果发现,在慢性肾衰竭患者中有 37％定期(指每周至少 2 次,连续 2 个月)服用阿司匹林,较对照组的 19％高 2.0 倍,有 25％定期服用对乙酰氨基酚,较对照组的 12％高 2.1 倍。其中,定期服用任意一种药物者发生慢性肾衰竭的危险性较非服药者增高 2.5 倍,相对危险性随终身累积剂量的增加而增高,而对原有慢性肾衰竭者则导致其加重的危险性增高。2004 年美国的一项护士健康调查结果显示,在 1 700 名健康女性中,在 11 年间应用对乙酰氨基酚累积量超过 3 000 g 者,其肾功能减退的危险性较用药量<100 g 者明显增高。这些结果提示,间断长期服药者也是发生镇痛剂肾病的危险人群。然而,来自美国的一项长期健康状况研究显示,在男性健康白种人中,服用中等剂量的阿司匹林、对乙酰氨基酚或非甾体抗炎药并未增加肾脏病的风险。由于这些研究均存在不同的研究方法或人群偏倚,故目前对于较小或中等剂量的不同解热镇痛药应用与慢性肾损害发生之间的关系尚无定论。根据现有的资料,治疗心脑血管疾病的小剂量阿司匹林,治疗关节炎的单一种类治疗剂量非甾体抗炎药,以及常用于对症治疗的对乙酰氨基酚制剂在大多数情况下是安全的,其肾脏损害可能只发生于少部分人,尤其是具有易感因素的人群。但无论如何,这些药物均应避免习惯性使用,必须长期应用者一定要在医师的监测下指导应用。

近年来,随着对解热镇痛药应用的限制,在西方国家,镇痛剂肾病的发生率已显著下降。然而,由于此类药物常被用于各种原因导致的发热、头痛、慢性骨关节疾病、其他慢性疼痛等疾病的治疗,我国许多地区的用药人群十分广泛,而且因无须就医,购买方便,故人群中用药的随意性很大。

3.发病机制及易感因素

镇痛剂肾病的发病机制尚不完全清楚。目前认为可能主要包括以下几个方面。①肾毒性损伤:药物肾毒性代谢产物在肾髓质浓聚所致,如非那西汀在体内转化为对乙酰氨基酚,后者可耗竭细胞的谷胱甘肽,并进而产生氧化或烷化代谢产物,直接造成组织损伤;阿司匹林可抑制组织内谷胱甘肽的合成而使反应性氧代谢产物的毒性增加。②缺血性损伤:不同类型的解热镇痛药可分别抑制花生四烯酸和前列腺素类物质代谢途径中的不同类型环氧合酶,如小剂量阿司匹林可特异性抑制环氧合酶-1,昔布类非甾体抗炎药可特异性抑制环氧合酶-2,酸类非甾体抗炎药均具有抑制环氧合酶-2的倾向性,而其他类型的非甾体抗炎药也可能对环氧合酶具有非特异性抑制作用。上述抑制作用导致前列腺素类活性代谢产物中的扩血管性前列腺素类物质产生减少,从而致使肾髓质缺血。由于正常情况下肾髓质即处于相对缺氧状态,故解热镇痛药的长期作用可导致其慢性缺血性损伤。此外,病理情况下,当前列腺素类物质异常时,由于血流动力学的变化,可进一步激活肾素-血管紧张素系统,从而加重缺血性肾损伤。③免疫性损伤:在镇痛剂肾病中免疫机制可能不起主要作用,但某些解热镇痛药可通过免疫机制导致以细胞免疫为主的急性间质性肾炎,由于尚不完全明确的机制其病变不能完全恢复,最终转变为慢性间质性肾炎。在不同的情况下,不同的解热镇痛药可能通过一种或几种机制而导致肾脏损伤。

在正常人群中,由于机体的代偿和调节机制正常,服用解热镇痛药较少引起肾脏损害。在存在某些诱因的情况下,肾损害发生的易感性大大增加,包括有效血容量不足导致肾脏血流灌注不足(包括高热、腹泻、脱水、心功能不全等)、合并使用同类药物或利尿剂、血管紧张素Ⅱ受体阻滞剂、高龄或不同程度的动脉硬化性肾脏病变、已有肾功能不全或肾功能受损、酗酒等。

4.病理变化

双侧肾脏体积缩小,肾皮质明显萎缩。光镜下可见典型的慢性间质性肾炎病理特征,即弥漫性肾小管萎缩及间质纤维化,伴有弥漫性或多灶状淋巴细胞和单核细胞浸润。由于其致病机制涉及缺血性损伤,因而常可见肾小球缺血性萎缩、肾小动脉内膜增厚、管腔狭窄。除上述特征之外,镇痛剂肾病的典型病理改变是肾髓质损伤。由于肾活检的深度有限,故在一般肾活检标本中不易见到。肾髓质损伤的病理特点是肾小管细胞内可见黄褐色脂褐素样色素,穿过萎缩皮质部的髓放线呈颗粒状肥大。髓质的间质细胞核异常、细胞减少、细胞外基质积聚。肾乳头坏死的早期表现为肾小管周微血管硬化及片状肾小管坏死,晚期易见灰黄色坏死灶,部分坏死部位萎缩并形成钙化灶。

5.临床表现

镇痛剂肾病多见于女性患者,男女比例为1:(5～7)。与用药相关的肾外病史(如慢性疼痛、关节炎等)对了解用药史具有提示意义。近年来的病例多见于45岁以上者,表明长期间断用药者可能是罹患本病的易感人群。

本病起病隐匿,早期常无症状或可有非特异的肾外表现,如乏力、食欲减退、消化不良、消化性溃疡、体重下降等,部分患者可有神经精神系统异常,如抑郁、焦虑、血压波动等。

最早出现的症状可能是与尿浓缩功能受损相关的夜尿增多、尿比重及尿渗透压降低。随后逐渐出现肾小管源性蛋白尿(常＜1 g/d)、无菌性白细胞尿、肾小管功能损害(如尿酶及尿内微量蛋白增高,以及肾小管性酸中毒等)和进行性肾小球功能减退。60%～90%的患者有不同程度的贫血,常与肾功能损害程度不平行。随病变进展可逐渐出现高血压,并逐渐进展为慢性肾衰竭。25%～40%的患者伴有肾乳头坏死,可表现为突发性肉眼血尿及肾绞痛,重症者出现急性肾衰竭,尿中可检出坏死的肾乳头组织,病理学检查可助诊断。

10%～20%的患者可伴发泌尿道移行上皮癌或其他类型肿瘤,多见于滥用药物者。

6.影像学检查特征

静脉肾盂造影的早期表现为肾盂增宽、肾盏杯口变钝或呈杵状;晚期可因肾乳头坏死而出现肾盂、肾盏充盈缺损,造影剂包围肾乳头形成环形影。部分患者除上述异常外还可见肾乳头邻近部位的钙化影。由于此方法对发现早期病变不敏感,且又有导致造影剂肾损害的风险,故目前已较少应用。

近年来,无造影剂的CT扫描已成为镇痛剂肾病的重要诊断方法。其特征是可见肾脏体积缩小、形状凸凹不平及肾乳头钙化影。

7.诊断与鉴别诊断

凡临床表现为慢性间质性肾炎、具有长期滥用或间断反复解热镇痛药用药史的患者,均应考虑镇痛剂肾病的可能性。伴有突发血尿、肾绞痛或尿中发现脱落的坏死组织,提示伴有肾乳头坏死,有助于临床诊断。根据欧洲镇痛剂肾病协作组制定的诊断标准,CT扫描若发现肾脏体积缩小、形状凸凹不平或肾乳头钙化影任意1项即可明确诊断,其特异性可达100%,敏感性可达92%。然而,美国镇痛剂肾病研究组最近的研究发现,CT扫描所见的上述征象在终末期肾脏病患者中并不常见,提示其诊断镇痛剂肾病的敏感性尚不足。

值得注意的是,具有肾乳头坏死表现者还可见于糖尿病肾病、急性感染性肾盂肾炎、尿路梗阻、肾结核等疾病,少部分反流性肾病患者也可有类似表现,注意根据上述疾病本身的特点加以鉴别。

此外,本病还应注意与其他药物或其他原因导致的慢性间质性肾炎鉴别,如含马兜铃酸中药或植物相关的肾小管间质肾病、不完全梗阻性肾病、高血压或动脉粥样硬化所致的肾损害、自身免疫性肾脏疾病等。详细询问病史、进行相关检查有助于鉴别,肾活检也可提供鉴别依据。

8.防治及预后

对于患有慢性疼痛、关节炎等疾病需要长期或反复用药的易感人群,需要加强监测,定期检查尿常规、肾小管功能和血清肌酐,发现异常应及时停药,有助于防止肾功能恶化,或可使肾功能不完全逆转。

解热镇痛药引起的慢性肾损害至今尚无良好疗法,关键在于早期确诊和立即停服所有可疑药物。同时应给予纠正水、电解质及酸碱平衡紊乱,控制感染,高血压及贫血等对症治疗。对肾乳头坏死组织阻塞尿路者,应给予解痉、补液及利尿措施,无效时可通过腔镜手术取出坏死组织。按照慢性肾衰竭非透析疗法积极采取保护肾功能的措施。

停药后少数轻症患者肾功能可相对稳定或有一定程度好转,但多数患者肾功能可能持续进展,直至进入终末肾衰竭进行透析或肾移植。原有肾功能损害或患病后肾功能损害程度过重、伴有高血压者及伴有尿路移行上皮肿瘤者远期预后不良。

(二)马兜铃酸肾病

马兜铃酸肾病是一类因服用含马兜铃酸类成分的植物或中草药导致的肾小管间质疾病,其临床表现多样化,主要类型为慢性肾小管间质病,多呈进展性慢性肾衰竭。

(三)免疫抑制剂相关肾病

环孢素和他克莫司均为免疫抑制剂,常用于治疗器官移植排异及治疗自身免疫性相关疾病。此类药物具有急性和慢性肾毒性,其慢性毒性作用与药物剂量相关。由于器官移植(包括肾脏、心脏、肝脏或胰腺等)受者常需长期用药,由此可产生慢性间质性肾炎,统称为免疫抑制剂相关肾病,其中由环孢素导致者又被称为环孢素肾病。骨髓移植患者因用药量小且时间短暂,较少发生此类疾病。

1.发病机制

免疫抑制剂具有很强的缩血管和致纤维化作用。这一作用的发生机制包括两方面:一方面,药物可通过使循环及肾脏局部的肾素-血管紧张素系统明显激活而使血管强烈收缩,进而导致肾血流量持续减少,造成急性及慢性缺血性肾损伤,甚至诱发血管增生硬化性病变;另一方面,药物还可通过刺激肾小管上皮细胞活化并发生向肌成纤维细胞的转分化,使肾脏局部组织促纤维化因子 TGF-β 生成增多,进而导致肾间质纤维化的发生。

2.临床及病理表现

免疫抑制剂相关肾病的临床特征为肾功能损害伴高血压、高尿酸血症及高钾血症,同时可出现低镁血症。部分患者还可出现血栓微血管病的表现。

免疫抑制剂相关肾病的病理特征为灶状或片状分布的肾小管萎缩和肾间质纤维化,同时伴有条带状分布的肾小球缺血性硬化。血管病变包括小动脉壁的玻璃样变、增厚、管腔闭塞,可见内皮细胞肿胀和玻璃样蛋白沉积,以及血管平滑肌层的细胞损伤或坏死等。

3.防治及预后

由于免疫抑制剂相关肾病的发生与环孢素或他克莫司的药物剂量密切相关,因此其预防的关键在于对器官移植的患者密切监测血药浓度,目前倾向于在尽量减少免疫抑制剂的用量和血中目标浓度的情况下,制订患者的个体化治疗方案。此类疾病的一般治疗原则与其他慢性间质性肾炎的治疗原则相同。有研究认为应用钙通道阻滞剂可能通过扩张入球小动脉、改善肾脏血流量而减轻肾脏损伤,但其临床有效性尚待评价。应用 H_2 受体拮抗剂可能通过对肾脏的血流动力学和非血流动力学机制减轻病变并防止肾间质纤维化病变的进展。目前,对于此类慢性间质性肾炎的长期预后尚缺乏统计资料。

(四)锂肾病

锂制剂是一类治疗精神抑郁躁狂疾病的常用药物,此类药物既可导致急性肾毒性损伤,又可导致肾性尿崩症及慢性肾毒性损伤,由其慢性肾毒性作用导致的慢性间质性肾炎被称为锂肾病。

1.流行病学

此类慢性间质性肾炎在接受长期锂制剂治疗的患者中比较常见。国外学者总结了 1957—2004 年 155 个关于尿崩症患者的研究资料,显示在所有致病危险因素中锂所占比例高达 54%。据 20 世纪 80 年代后期的一项对 1 172 例用药患者的资料分析,其中肾小球滤过功能减退者占 15%,提示本组人群属于药物相关慢性间质性肾炎的高度易感者。在 13 项长达 1~10 年的对锂制剂用药前后的纵向肾功能比较研究中,发现若用药时间短于 5 年,患者的肌酐(Cr)或 GFR

水平并无明显变化;只有当用药时间超过 5 年(甚至长达 17 年),才有 6%~20% 的患者出现肾功能不全;另有 10 项与未用药者或健康对照者比较的队列研究也显示,只有当用药时间 7 年以上时,才有 10%~42% 的患者出现轻、中度肾功能减退。

2.发病机制

关于锂制剂导致肾性尿崩症的机制研究较多,目前认为主要是由于锂通过肾小管腔面膜的钠离子通道进入肾脏集合管细胞内并蓄积,其一方面可抑制腺苷酸环化酶活性而使 cAMP 产生减少,另一方面可减少集合管水通道蛋白 2 的表达,在动物试验中,锂制剂除可使水通道蛋白 2 水平减低外,还可降低水通道蛋白3 的水平、增高水通道蛋白 6 的水平,而水通道蛋白 1 和水通道蛋白 4 的水平保持不变。此外,锂尽管并不影响抗利尿激素的 V_2 型受体的亲和力,但却可能使其密度减低。这些作用导致抗利尿激素的抗利尿作用减弱,从而导致了尿崩症的发生。锂还可以通过影响尿素转运的受体 UT-A$_1$、UT-A$_2$ 和 UT-B、干扰肾小管上皮细胞钠离子通道的调节功能等途径影响髓质高渗状态的形成及钠在近端肾小管的重吸收,进而导致溶质性利尿。关于锂制剂如何导致慢性间质性肾炎的发生至今尚不完全清楚。有研究发现,由于尿浓缩功能受损严重,锂制剂常导致继发性高钙血症和甲状旁腺激素水平增高,由于过多的钙可通过不同机制损伤肾脏,故其长期作用可能参与慢性间质性肾炎的发生。此外,由于部分患者可能为治疗尿崩症而应用噻嗪类利尿剂,而此类药物因导致肾小管腔内容量减少,可加速锂和钠在近端肾小管的重吸收,进一步加重锂的肾损伤作用,锂还可导致远端肾小管性酸中毒,这可能也是慢性间质性肾炎进展的原因之一。还有研究发现,锂可耗竭细胞内的肌醇并可通过诱导 p21 表达而抑制细胞周期。这些细胞生物学作用与锂制剂慢性肾毒性之间的关系有待进一步深入研究。

3.临床及病理表现

锂制剂肾毒性的常见临床表现为肾性尿崩症,可见于约 20% 长期应用锂制剂治疗的患者。其临床特征为多尿及烦渴,对抗利尿激素试验缺乏反应。此外,此类患者常伴有不同程度的高钙血症,并有因此产生的伴发症状(如恶心、呕吐、头痛等)。部分患者可出现 >1 g/d 的蛋白尿。约 50% 的患者可具有尿浓缩功能受损,其严重程度与锂制剂的用药时间相关,用药时间越长,其损伤越严重,并逐渐出现不可逆的肾功能下降。国外的研究资料显示,锂肾病的进展比较缓慢,对法国 74 例用药患者的研究发现,从开始用药至患者出现终末期肾病的时间大约为 20 年。

锂肾病的病理特征为局灶性肾小管萎缩或管腔扩张、灶状或片状分布的肾间质纤维化,肾间质炎性细胞浸润通常不明显。病理损伤程度与用药时间长短及累积剂量相关。锂肾病的慢性间质性病变与其他原因所致的慢性间质性肾炎在病理上难以区分,唯一有特征性的是锂制剂所致者有时在远端肾小管或集合管部位可见囊样结构形成。有研究显示,部分患者可伴有轻、中度肾小球硬化或小血管病变。

4.防治及预后

预防锂肾病的主要措施是对长期用药患者的监测,需定期检测血药浓度,保证其维持在治疗窗的安全限范围内(通常为 $0.6\sim1.25$ mmol/L)。导致锂相关肾损害的肾毒性剂量可能为 $1.5\sim2.0$ mmol/L(轻度)、$2.0\sim2.5$ mmol/L(中度)、>2.5 mmol/L(重度),应随时根据其变化调整用药剂量。

对于肾性尿崩症患者,应注意避免应用噻嗪类利尿剂,给予排钾利尿剂可抑制集合管钠离子通道对锂的摄取,进而使患者的多尿症状显著减轻,尿量减少50%以上。一旦发现患者的 Cr 升高,则应尽量减少患者的锂制剂用药剂量,在可能的情况下换用其他抗精神病药物,以防止进一步肾损害的发生。当患者的 Cr 持续增高时,应考虑肾活检评价病变程度,并与精神科医师讨论确定患者的个体化治疗方案,对停药后精神病发作的风险及肾脏保护的益处需双重兼顾、综合分析。

多数锂制剂导致的肾性尿崩症或轻度肾功能不全者在停药后病情可恢复,肾功能可完全或部分逆转。有研究显示,超过 10 年的长期用药者中部分患者呈不可逆的慢性肾衰竭,最终可发展为终末期肾衰竭。

二、代谢异常相关的慢性间质性肾炎

代谢异常相关的慢性间质性肾炎是因不同原因引起的体内代谢物质或电解质长期代谢失调所致。最常见的类型为高尿酸血症、低钾血症和高钙血症。

(一)慢性高尿酸血症肾病

慢性高尿酸血症肾病是慢性高尿酸血症所致,又称为痛风性肾病。慢性高尿酸血症可见于先天性或获得性尿酸代谢异常,前者可见于家族性常染色体显性遗传性青少年高尿酸血症,后者常见于代谢综合征、高血压、血管疾病、铅中毒等疾病。尽管单纯高尿酸血症与慢性间质性肾炎之间的关系还存在争议,但近年来的研究仍提示慢性高尿酸血症与慢性肾脏病关系密切,不容忽视。

1.发病机制

体外及体内研究均已证实,慢性高尿酸血症所致的高尿酸尿可在肾小管内形成尿酸盐结晶,阻塞肾小管;这些结晶还可能破坏肾小管管壁而进入肾间质,沉积在局部引起肉芽肿样反应性变化,并导致肾间质纤维化发生,其主要的沉积部位是在肾髓质。尿酸在组织中沉积与否与其本身的浓度及溶液的酸碱度密切相关,如在酸性的肾小管腔液中,尿酸呈双折射石棱镜样结构的结晶而沉积,而在肾间质的碱性环境下,则以不定型的尿酸盐形式沉积。近年来的研究发现,慢性间质性肾炎的发生并不完全是由于局部沉积的尿酸的作用,其发生机制可能还涉及肾脏局部组织肾素-血管紧张素系统的激活、环氧合酶-2 的活化及因内皮源性一氧化氮合酶减少所导致的一氧化氮(NO)合成抑制等。由于缩血管物质增多及扩血管物质减少、内皮功能紊乱引发的组织缺血缺氧,以及肾素-血管紧张素系统活化诱发非血流动力学的促纤维化效应,最终导致肾间质纤维化的发生。

2.临床及病理表现

慢性高尿酸血症肾病的患者多见于成年人,男性相对多见。多为隐匿起病,部分可有急性高尿酸血症所致"痛风性关节炎"反复发作的病史。患者临床表现大多不典型,高血压同时伴有轻度蛋白尿,尿沉渣改变不明显,30%～50%的患者伴有轻至中度的肾小球功能异常。患者常主诉夜尿增多或多尿,多数患者伴有不同程度的肾小管功能异常,尤其以尿浓缩功能异常最为突出,可见低比重尿或尿渗透压降低。化验检查常可见与肾功能不全不平行的血清尿酸水平增高,部分患者还可见高尿酸尿症。

对慢性肾功能不全伴有高尿酸血症的患者,应考虑慢性高尿酸血症肾病的可能性,但因患者的肾功能减退本身可因尿酸排泄减少而继发高尿酸血症,或因高血压肾损害患者伴发代谢综合征而出现高尿酸血症,临床诊断中不易鉴别。因此,对怀疑慢性高尿酸血症肾病的患者可进行尿中尿酸与尿肌酐比值(UA/Cr)的测定辅助鉴别诊断:当尿 UA/Cr≥1 时,提示尿酸合成过多,可能存在原发高尿酸血症;若尿 UA/Cr<1,则可能为肾脏排泄尿酸障碍,提示高尿酸血症可能由肾功能不全所致。此外,在确诊慢性高尿酸血症肾病之前,还需特别注意与遗传性高尿酸血症及慢性铅中毒所致的慢性间质性肾炎相鉴别。前者多见于青少年,详细询问家族史有助于鉴别;后者的临床表现特点是高血压、高尿酸血症及肾功能不全的三联征,但患者常有特殊职业史或特定的铅接触史,若铅接触史不明确时,可进行驱铅试验加以鉴别。

在罹患痛风多年的患者中,90%具有慢性高尿酸血症肾病的病理改变。通常表现为典型的慢性肾小管间质纤维化,同时可伴有肾小动脉硬化和肾小球硬化。其特征是在经乙醇固定或冰冻的病理标本中可在偏振光显微镜下观察到肾小管或肾间质内的尿酸结晶,由于此特征以肾髓质部位更为常见,而通常的肾活检标本仅限于肾皮质,故在一般病理检查中不易见到。

3.防治及预后

预防的关键之一是限制高嘌呤饮食,应用碳酸氢钠碱化尿液有助于减少尿酸沉积。对于高尿酸血症血尿酸水平过高者的治疗常用黄嘌呤氧化酶抑制剂别嘌呤醇以抑制尿酸合成,由于少数患者可能对此类药物过敏而出现急性间质性肾炎,从而可能加重其肾功能不全,故通常可从 50 mg/d 或 100 mg/d 开始用药,若患者能够耐受,再逐渐增加到治疗剂量的 200 mg/d 或 300 mg/d。用药的维持剂量应根据患者的肾功能情况、同时服用的其他药物情况等综合考虑。近年来的一项前瞻性、随机、对照的临床研究显示,在轻、中度慢性肾脏病患者中应用小剂量的别嘌呤醇有助于保护肾功能。此外,对慢性高尿酸血症肾病的患者,应用促进尿酸排泄的药物苯溴马隆或氯沙坦可能有助于防治慢性间质性肾炎的持续进展。

(二)低钾性肾病

低钾性肾病是不同病因导致的长期低钾血症所致,低血钾持续 3.5~9 年即可出现低钾性肾病。理论上任何遗传性或获得性疾病所致的低钾血症均可能导致本病,但实际上由于大多数患者均能得到比较及时的治疗,故低钾性肾病临床上并不常见。

1.发病机制

持续低血钾可引起肾血管收缩导致缺血性改变,受其刺激的肾脏局部氨产物增多可诱发补体活化导致肾损害,持续低血钾还可导致肾集合管的水通道蛋白 2 表达下降,集合管对抗利尿激素的反应性减低,因此致使尿浓缩功能障碍。此外,低钾性肾病时肾囊肿的发生可能与持续低血钾继发细胞内酸中毒并进一步刺激肾小管上皮细胞异常增生有关。

2.临床及病理变化

低钾性肾病患者的主要临床特征是在长期低钾血症未得到良好控制的情况下出现慢性间质性肾炎表现,并伴有肾囊肿形成及进行性的肾功能减退。当血清钾水平持续<3.0 mmol/L 达数月或数年时,患者即可出现尿浓缩功能异常的表现,如夜尿增多、多尿及烦渴等。

低钾血症超过 1 个月即可导致近端肾小管的空泡变性,若及时补钾,其病变可逆。但若低血钾持续时间过长,则病变主要累及肾髓质部,出现广泛分布的肾小管严重空泡变性并萎缩,肾间质纤维化,部分患者还可伴有肾囊肿形成。

3.防治与预后

防治的关键在于及时纠正低钾血症,通常给予口服制剂治疗即可。由于临床上确诊的患者多为发现本病不及时而延误治疗,故即使在低钾血症纠正之后仍会遗留部分肾小管空泡样变的病变,少数病变持续时间过长者可遗留慢性肾功能不全。

(三)高钙性肾病

高钙性肾病因不同病因导致的高钙血症所致,其病因包括原发性或继发性甲状旁腺功能亢进症、恶性肿瘤、维生素 D 中毒、内分泌疾病、药物性或家族遗传性高血钙等。

1.发病机制

高血钙可抑制近端肾小管对 K^+、Na^+ 的重吸收,使尿中上述离子的排出增加,并可通过抑制肾小管上皮细胞膜上的 ATP 酶,使肾髓质溶质梯度下降而导致集合管对抗利尿激素反应性下降。高血钙的水平与肾功能的损伤程度相关:当血钙水平<3.0 mmol/L 时,通常肾小球滤过率不受影响;当血钙水平>3.25 mmol/L 时,血管收缩显著影响肾血流量,肾功能出现异常。高钙性肾病时的慢性间质性肾炎相对较少见,通常与高血钙导致的肾小管细胞坏死及肾小管阻塞,钙质在肾间质沉积导致肾钙化、肾结石、刺激肾间质结缔组织增生和瘢痕形成有关。

2.临床及病理表现

高钙性肾病的临床表现包括两个方面:一方面是高血钙导致的肾外表现,包括神经肌肉系统异常(记忆力减退、抑郁、精神错乱、肌无力)、消化系统紊乱(恶心、呕吐、腹痛、便秘、消化性溃疡)、心血管系统异常(心律失常、高血压)及血液系统的血栓形成等;另一方面是肾脏受累的表现,包括早期出现的多尿、烦渴、多饮及尿浓缩功能障碍,可因此继发低血钠、低血钾、低血镁、低血磷等电解质紊乱和肾小管性酸中毒。若高血钙持续不能被纠正,则患者可出现肾小球滤过功能不全,同时经肾脏超声或 X 线检查可见肾结石或肾钙化征象。

高钙性肾病的病理特征是肾小管多灶状萎缩,部分肾小管上皮细胞变性、坏死或钙化,肾间质可见炎性细胞浸润,呈多灶状钙化及纤维化。肾钙化的征象(Von Kossa 染色可证实)以肾髓质出现较早,也较为严重。通常肾小球和小动脉无明显异常。

3.防治及预后

防治的关键在于及时纠正高钙血症。若治疗及时,高钙血症造成的肾功能异常是可逆的,很少遗留慢性肾功能不全。高钙性肾病临床通常仅见于未能及时发现病因或疾病治疗不完全的部分患者,常因就诊过晚而遗留轻、中度慢性肾功能不全。

三、免疫相关的慢性间质性肾炎

免疫相关的慢性间质性肾炎的病因包括各类自身免疫性疾病、肾移植慢性排异及抗肾小管基膜病,部分特发性急性间质性肾炎患者的急性间质性肾炎病情慢性化也可进展为慢性间质性肾炎。临床上引起慢性间质性肾炎的常见自身免疫性疾病为干燥综合征、系统性红斑狼疮、结节病、血管炎等。

(一)干燥综合征

干燥综合征是以侵犯唾液腺、泪腺等外分泌腺体为主要表现的慢性系统性自身免疫性疾病,可累及多种内脏器官,其肾脏受累的主要表现为慢性肾小管间质病。原发性干燥综合征累及肾脏的发生率国外各家研究报道不一,为 2%~67%;国内北京协和医院对 330 例患者的研究资料显示肾脏受累者占 29.7%。

1.病因及发病机制

病因至今尚不清楚,可能与遗传因素、各种病毒感染、性激素水平等相关,但最主要的还是与细胞及体液免疫反应异常有关。

2.临床及病理表现

干燥综合征患者多见于女性,其主要临床特征包括肾外症状及肾脏受累的表现。肾外症状通常表现为各种外分泌腺体的分泌减少后的黏膜干燥症(如口干燥症、干燥性角膜炎等)及其继发的组织损伤或感染,部分患者还可出现系统性损害,如紫癜样皮疹,呼吸系统(肺间质纤维化)、消化系统(萎缩性胃炎、小肠吸收不良、肝胆管炎)或神经系统(周围神经或中枢神经病变)受累等症状。值得注意的是,相当多的患者具有淋巴结肿大,部分患者在患病多年后发展为淋巴瘤。肾脏受累的表现通常比较隐匿,患者可出现不同程度的肾小管功能异常,伴轻度的肾小球功能减退,尿常规检查通常正常或可有轻度蛋白尿,部分患者可表现为范可尼综合征、Ⅰ型肾小管性酸中毒(RTA)、低钾血症或肾性尿崩症。成年人的干燥综合征多表现为低钾血症伴Ⅰ型 RTA。近年来陆续有病例报道发现少数干燥综合征患者可同时伴有不同病理类型的肾小球肾炎。

化验检查可见贫血、红细胞沉降率增快、高球蛋白血症,血清中可检出多种自身抗体或循环免疫复合物。

干燥综合征患者的慢性间质性肾炎病理表现通常是以淋巴细胞及浆细胞在肾

间质的弥漫浸润为特点,偶可见肉芽肿形成,常伴有肾小管损伤。随着病变逐渐进展,可出现不同程度的肾小管萎缩和肾间质纤维化。部分患者可见肾小球肾炎或小血管炎表现。免疫荧光检查常可见 IgG 和 C_3 沿肾小管基膜呈颗粒状沉积。

3.治疗及预后

治疗包括局部对症治疗及针对脏器损害的治疗。通常对临床表现为单纯的肾小管性酸中毒或肾性尿崩症者可给予口服碳酸盐及对症治疗。若肾脏病理显示肾间质淋巴细胞浸润及肾小管损害,可考虑给予小剂量肾上腺皮质激素治疗,有利于保护肾功能。干燥综合征患者的肾功能不全通常呈缓慢进展,进展至终末期肾衰竭者较罕见。

(二)系统性红斑狼疮

系统性红斑狼疮是一种多脏器受累的系统性自身免疫性疾病,临床突出表现为患者体内产生多种自身抗体,并通过体液免疫途径造成全身多系统受累。狼疮性肾炎是系统性红斑狼疮常见的并发症,可见于半数以上的系统性红斑狼疮患者,既可与其他临床表现同时出现,也可首先累及肾脏。系统性红斑狼疮导致的肾间质损害多表现为狼疮性肾炎伴发的肾小管间质病变,仅有极少数患者表现为单纯慢性间质性肾炎。

(三)结节病

结节病是一种原因不明、以非干酪样坏死性上皮细胞肉芽肿为病理特征的全身性肉芽肿病,主要累及肺和淋巴系统。其临床表现多样化,既可能无任何症状,又可有少数病例呈进行性进展并累及多个脏器,甚至导致脏器的功能衰竭。通常结节病累及肾小球、肾小管或肾血管者罕见,但尸检资料表明其结节累及肾间质者占 15%～30%,故其也成为导致慢性间质性肾炎的疾病之一。结节病在我国相对较少见,临床易被忽视。

1.病因及发病机制

结节病的病因至今尚未明确,以往研究认为可能与微生物感染(如疱疹病毒、EB 病毒、柯萨奇病毒、巨细胞病毒、伯氏疏螺旋体、痤疮丙酸杆菌、结核菌或其他分枝杆菌、肺炎衣原体等)、某些职业或环境因素(如铝、滑石粉、枫树粉、黏土)等有关,还有研究发现某些免疫调节及免疫细胞功能的差异所造成的遗传易感性的不同可能与发病有关。目前认为其发病机制主要与体液免疫及细胞免疫过度活跃有关,由于持续的抗原刺激,活化的 Th 细胞和其他炎症细胞作用使淋巴细胞及单核细胞被募集到病变部位,后者活化为巨噬细胞吞噬抗原,上皮样细胞和多核巨细胞等在黏附因子的作用下形成肉芽肿。

结节病导致慢性肾间质病变的发生机制主要涉及两类因素：①与钙调节紊乱相关,在此类患者中,其肾脏的 $1,25(OH)_2D_3$ 水平常过度增高,导致肠道和骨吸收钙增加,可能出现高钙血症及尿钙增加,致使钙质在肾脏的局部刺激及沉积,其导致肾间质病变的机制同高钙性肾病。②部分患者可发生肉芽肿性间质性肾炎,此类患者大多同时伴有结节病的其他脏器损害。

2.临床及病理表现

尽管临床资料显示不同性别患者差别不大,但报道的病例以男性更多见。患者常可有非特异的发热、乏力和体重下降,肾外受累可包括多个不同器官或部位,轻重程度不等。结节病伴有肉芽肿性间质性肾炎者临床表现多不典型,且常常缺乏皮肤、眼及肺脏受累的表现。

肾脏结节病的典型病理表现为肾间质内散在或弥漫分布的非干酪样坏死性上皮细胞肉芽肿,主要由单核巨噬细胞(上皮样细胞和巨噬细胞)和淋巴细胞组成,巨噬细胞内有时可见细胞质包涵体,偶可见肉芽肿部位出现灶状凝固性坏死。此外,常可见局灶性淋巴细胞浸润、肾小管结构异常及肾小球周围纤维化。免疫荧光及电镜检查通常无免疫复合物沉积。

结节病的诊断应参考风湿病学的诊断标准,其要点是应注意排除结核病、淋巴瘤及其他肉芽肿性疾病。血清血管紧张素转换酶活性增高、结核菌素皮肤试验为阴性或弱阳性。部分患者化验发现高血钙、高尿钙、碱性磷酸酶增高、免疫球蛋白增高。必要时可做支气管灌洗液中的 T 细胞亚群检查,有助于评价病变的活动性。

3.治疗及预后

部分轻症结节病患者可自行缓解,应密切观察病情变化并给予对症及并发症的治疗。但对于具有多个脏器受累或病情呈进展状态者应给予特殊治疗,首选糖皮质激素,通常应用中等剂量治疗 3 个月,随后应用小剂量维持并逐渐减量,总疗程为 1～1.5 年。多数患者对激素的治疗反应良好,肾活检显示治疗后其肉芽肿可消失,淋巴细胞浸润可减轻,高钙血症及肾功能不全多可获得改善。部分复发者再用激素仍可有效。对激素治疗反应不好者或对累及皮肤、神经系统为主者可考虑应用甲氨蝶呤、氯喹、环磷酰胺、硫唑嘌呤等免疫抑制剂,也能获得一定疗效。

结节病的病死率为 1%～4%,主要与肺、心脏和中枢神经系统受累有关。部分肾脏结节病患者可因治疗不及时或疗效不佳逐渐进展为慢性肾衰竭。

肾血管疾病

第一节　肾动脉栓塞和血栓形成

一、病因

急性肾动脉及其分支闭塞可能由肾动脉固有疾病、腹部外伤或者心脏、升主动脉血栓栓塞所引起。随着动脉粥样硬化的进展,也可能会形成血栓,这也是导致肾功能减退进行性加重的重要原因。血栓形成还可能与高凝状态有关,如抗磷脂抗体综合征。血栓形成也可能继发于炎症性疾病,例如 Takayasu 动脉炎、梅毒、血栓闭塞性脉管炎和系统性血管炎,尤其是 Wegener 肉芽肿。在结构异常的肾动脉中可以观察到原位血栓形成,例如肌纤维发育不良或者肾动脉瘤。在 60 岁以下的患者中,外伤是血栓形成的主要病因。钝击伤和减速性损伤可造成内膜撕裂、脊柱挫伤或者腹膜后血肿压迫,进一步导致急性血栓形成。医源性因素包括诊断性血管造影检查及肾动、静脉近肾脏段的血管介入治疗。

栓塞作为肾动脉闭塞的病因,相较于原位血栓形成更为常见。与节段性肾梗死或肾缺血相比,完全性肾梗死极少见。大约 90% 的肾动脉栓塞栓子来源于心脏。其中,心房颤动导致的心房血栓栓塞是最常见的病因,其他病因还包括左心室血栓、心脏瓣膜病、细菌性心内膜炎、非细菌性(无菌性)心内膜炎及心房黏液瘤等。非心源性栓子来源包括主动脉瘤、附壁血栓,还有房间隔缺损或卵圆孔未闭导致的反常性栓塞。

二、临床表现

肾动脉栓塞的临床表现多种多样,容易与更为常见的肾绞痛混淆。有基础疾病和侧支循环存在的患者(例如长期肾动脉狭窄)发生肾动脉主要或次要分支闭塞后可能症状轻微,且不会造成肾梗死。急性血栓形成与梗死可能会有突发侧腹痛、发热、恶心、呕吐等表现,有时还会出现血尿。疼痛可定位于腹部、背部,甚至胸部,但 50% 的病例无疼痛感。发生肾梗死后,肾实质缺血引起肾素释放增加,进一步加重高血压。患者还可能出现无尿,提示可能存在双侧肾脏受累或者孤立肾肾动脉闭塞的情况。尿液检查通常会有镜下血尿,也可能出现微量蛋白尿。肾梗死后,血液检查中白细胞计数升高,谷草转氨酶、乳酸脱氢酶及碱性磷酸酶水平升高。以上实验室检查结果没有特异性,而尿乳酸脱氢酶水平升高具有一定特异性。发生单侧肾梗死后,血尿素氮与肌酐水平会出现一过性升高,双侧肾梗死和孤立肾梗死通常有持续性的严重肾功能不全。

三、诊断

CT 检查是肾动脉闭塞的最佳诊断依据。CT 具有准确、快速及能够识别外伤性相关损伤的优势。肾动脉主干或分支的灌注缺损及肾组织增强缺失等影像学表现提示肾脏灌注不足。对于血肌酐水平 $>176.8 \mu mol/L(2.0 mg/dL)$ 或表皮生长因子受体 $<60 mL/(min \cdot 1.73 m^2)$ 的患者须警惕造影剂肾病。对于慢性肾脏病、急性肾损伤或合并糖尿病、高龄的患者,可考虑进行其他检查以代替增强 CT 检查。磁共振血管造影(MRA)具有较高的诊断准确性,适用于无法接受增强 CT 检查的高龄或糖尿病患者,但肾功能减退的患者禁止做该项检查。在诊断急性肾动脉闭塞时不推荐使用同位素肾图、排泄性尿路造影和多普勒超声检查。由于侵入性血管造影检查本身有造成肾动脉闭塞的风险,故仅在诊断不明确或考虑行经皮再灌注治疗时进行该项检查。对于疑似肾动脉栓塞的患者要进行超声心动图检查,寻找心脏内有无可疑栓子。对于非外伤性血栓形成的肾动脉闭塞患者,应评估是否存在血栓形成倾向、血管炎或者进行性动脉粥样硬化。

四、治疗

肾脏通常能耐受 60～90 分钟的热缺血,在侧支循环存在的情况下热缺血时间还可进一步延长。因此,急性肾动脉血栓形成必须行紧急治疗以恢复肾脏灌注。非外伤性肾动脉闭塞的治疗方法包括使用肝素进行全身性抗凝治疗,后改为口服华法林,维持国际标准化比值在 2.0～3.0;或者进行动脉内溶栓治疗。血管重建手术相比药物治疗死亡率较高,且肾脏存活率无明显改善,因此不作为首选治疗方法,但对于存在双侧肾动脉闭塞或者孤立肾肾动脉闭塞的患者,可考虑进行手术治疗。经皮血管内治疗(例如局部溶栓术、血栓摘除术、支架植入术等)

在治疗急性肾动脉栓塞方面较为成功。而由血管造影操作或血管成形术导致的医源性肾动脉闭塞可以考虑行动脉内支架植入术。对于外伤性肾动脉血栓形成的患者,也可选择手术治疗,但应注意只有紧急手术才能改善肾功能。肾动脉血栓形成患者还需要密切的医疗监护,往往需要肠外营养并控制高血压,使血压维持在 $14.7 \sim 18.7/9.3 \sim 12.0$ kPa($110 \sim 140/70 \sim 90$ mmHg)。充分的补液支持治疗也是必不可少的。

五、预后

肾动脉闭塞死亡率较高,特别是需要肾脏替代治疗的患者,死亡率与患者的基础健康状况相关。接受血管重建手术的完全性肾动脉闭塞患者的死亡率为 $11\% \sim 25\%$。关于肾功能减退的风险目前尚无定论。高血压是肾动脉闭塞常见的晚期并发症,可选择 ACEI、ARB 或非二氢吡啶类钙通道阻滞剂进行治疗。

第二节 肾静脉血栓形成

肾静脉血栓形成是指肾静脉主干和/或分支内血栓形成,导致肾静脉部分或全部阻塞而引起一系列病理改变和临床表现。肾静脉血栓形成可发生于单侧或双侧肾脏,发生于肾静脉主干、一个分支或数个分支,或肾静脉主干与分支并存。肾静脉血栓形成常从肾内小静脉开始,逐渐向肾静脉主干蔓延,甚至可达下腔静脉,引起肺栓塞。急性肾静脉主干血栓可并发急性肾衰竭,预后较差。慢性肾静脉血栓形成常借助于侧支循环,肾静脉回流得以改善。

一、病因及发病率

肾静脉血栓形成多作为一些疾病的并发症出现,但也可出现在一些疾病的病变过程中,成为原发病的一部分。其病因多样,发病率因病因不同而有所差异。

急性及婴幼儿肾静脉血栓形成主要因脱水、窒息、休克及脓毒症等引起。婴幼儿的基础病,主要见于肾病综合征。成人常见的病因主要包括肾病综合征、抗磷脂抗体综合征、妊娠、产后、口服避孕药、脱水、肿瘤、腹膜后纤维化等导致肾静脉受压所致。由于肾静脉血栓形成临床表现多缺乏特异性,部分患者可以无任何症状,其确切发生率统计十分困难。不同年龄静脉血栓的发生率不同,60 岁以上老年人多见。

本病男多于女,没有种族差异。2/3 的患者为双侧肾静脉受累,在单侧发病的患者中,尤以左肾受累多见。

(一)原发性肾脏疾病

在成人导致肾静脉血栓形成的原发性肾脏疾病中,以肾病综合征最为多见。近年来前瞻性的研究发现,肾病综合征并发肾静脉血栓形成的发病率为 5%～52%,多数为 20%～40%,尤以 MN 为最高,为 20%～60%,非 MN 的肾病综合征患者肾静脉血栓形成发病率为 10%～50%。

(二)血容量不足

血容量不足多见于婴幼儿。根据一项大型国际统计报道新生儿发病率为 2.2/10 万。Keith K 等统计,新生儿肾静脉血栓形成中,男婴发病率为 67.2%;其中单侧肾静脉血栓形成发生率为 70%,尤以左侧为甚,占 63.6%。

(三)肿瘤浸润

肿瘤浸润导致肾血管蒂受累时可以并发肾静脉血栓形成。据报道 50% 以上的肾细胞肿瘤可并发肾静脉血栓形成。也有关于腹膜后肿瘤及淋巴瘤并发本病的记载,但具体发病率不清。

(四)肾移植后的肾静脉血栓形成

肾移植后的肾静脉血栓形成发生率为 0.55%～3.4%,占移植肾后肾功能下降的 1/3 左右。

(五)其他原因

其他原因包括全身性系统性疾病(如抗磷脂抗体综合征、血管炎、镰状细胞病、白塞综合征、系统性红斑狼疮、艾滋病累及肾脏等)、下腔静脉血栓累及肾静脉、创伤、肾静脉受压综合征、口服避孕药、全身或肾周的脓毒血症、滥用可卡因等,都可引起肾静脉血栓形成。

二、发病机制

肾静脉血栓形成主要与血管内皮损伤、血流速度减慢和血液高凝状态有关,三者相互作用,最终导致肾静脉血栓形成的发生。

(一)血管内皮损伤

血管内皮损伤是血栓形成的最重要和最常见的原因。引起肾静脉血栓形成的病因中如钝性外伤、血管造影所致的损伤、肾移植、肿瘤浸润、血管炎、高同型半胱氨酸血症等,均可导致血管内皮损伤。

血管内皮损伤导致内皮下胶原纤维暴露,血小板和凝血因子Ⅻ激活,启动内源性凝血系统;同时释放组织因子,激活凝血因子Ⅶ,启动外源性凝血系统,最终导致血栓形成。

(二)血流速度减慢

正常血液中由于各成分的比重关系,会构成层流。红细胞和白细胞在中轴流动,其外是血小板,最外为一层血浆带构成的边流。当血流减慢时血小板可进入边流,增加了血小板与内膜的接触机会和黏附于内膜的可能性。静脉内有静脉瓣,其内血流不但易于缓慢,还易出现漩涡;静脉壁较薄,容易受压;血流通过毛细血管到静脉后,血液的黏性也会增加均有利于血栓形成。

当血容量不足时,导致血流速度减慢和全身血流重新分配,肾静脉血行迟滞,从而致血栓形成,引发肾静脉血栓形成。

(三)血液高凝状态

血液中凝血因子增加或活性增强、抗凝物质水平或活性的降低、纤溶系统异常、低蛋白血症、血液流变学异常等因素均与肾静脉血栓形成的发生有关。

此外,医源性因素如肾病综合征时反复利尿使血容量不足;长期应用糖皮质激素刺激血小板生成,抑制吞噬细胞吞噬功能和纤维蛋白溶解,肝素释放减少等;手术或介入治疗,损伤血管内皮等均可促进肾静脉血栓形成。

三、临床表现及并发症

肾静脉血栓形成的临床表现取决于血栓形成快慢、被阻塞静脉大小、血流阻断程度和侧支循环建立情况,也与发病原因和机体对肾静脉高压的反应直接相关。

根据肾静脉血栓形成时间可分为急性和慢性两种类型。

(一)急性肾静脉血栓形成

患者多为青年,也多见于严重脱水的新生儿和婴幼儿。其发病与围生期的窒息及产妇糖尿病等危险因素有关。也可发生在抗磷脂抗体综合征、创伤、肾移植术后及肾静脉周围手术等疾病中,偶发于肾病综合征。血栓多产生于肾静脉主干,有时可完全阻塞。

急性起病者病情严重,有典型的"三联征",即剧烈的腹痛或腰痛、肉眼血尿、肾功能突然恶化。也可表现为难以解释的蛋白尿增加,反复不能缓解的水肿,肾病综合征患者出现顽固性的糖皮质激素抵抗、肺栓塞或其他部位的栓塞等。

此外,还可见发热、恶心、呕吐、口干、少尿和皮肤弹性差等一般表现。婴幼儿急性起病者,血浆乳酸脱氢酶可升高。

(二)慢性肾静脉血栓形成

慢性肾静脉血栓形成因发病缓慢,易有侧支循环形成,临床常无症状,难以识别;多并发于肾病综合征,往往仅表现为持续性蛋白尿,可有镜下血尿、病变侧肾脏体积增大、肾功能受损如血清肌酐升高、肾小管功能障碍时可出现肾性糖尿和/或肾小管性酸中毒,甚至引起范可尼综合征。移植肾或孤立肾者更易见肾功能减退。

(三)并发症

肾静脉血栓形成易并发肺血栓、肺栓塞,出现相应疾病症状,如呼吸困难、胸痛、咯血等,通过胸部X线及肺扫描可以证实。

肾静脉血栓形成延伸到下腔静脉或下腔静脉血栓累及肾静脉,导致肾静脉血栓形成,可见下腔静脉阻塞综合征的表现,如门脉高压综合征、下肢浅静脉淤滞、浅表静脉扩张,也可表现为肾病综合征,久之可引起不同程度的肾衰竭及出血性肾梗死。

四、肾脏病理表现

发生肾静脉血栓形成的肾脏体积肿胀,镜下可见肾内弓状静脉、小叶间静脉内血栓形成,肾小球毛细血管袢淤血扩张,可有微血栓形成,有时可见中性粒细胞呈节段性聚集并黏附于毛细血管壁。肾间质高度水肿。长期不能解除肾静脉血栓形成的肾脏,则会出现肾间质纤维化及肾小管萎缩。

五、辅助检查

辅助检查包括实验室检查及影像学检查,其中实验室检查多缺乏特异性,仅起帮助诊断作用;影像学检查是肾静脉血栓形成诊断的关键。

(一)实验室检查

1.尿液检查

表现为血尿(肉眼或镜下)、蛋白尿,24小时尿蛋白定量多>2 g。若无肾脏基础疾病,一般尿蛋白<3.5 g/d,肾病综合征并发急性肾静脉血栓形成时尿蛋白可骤增。

2.肾功能检查

急性肾静脉血栓形成常伴血尿素氮及血肌酐升高,肌酐清除率下降。双侧急性肾静脉血栓形成可出现少尿和急性肾衰竭。慢性肾静脉血栓形成除表现为肾小球功能损伤外,还可出现肾小管功能障碍,表现为肾性糖尿和/或肾小管性酸中毒,甚至引起范可尼综合征。

3.血液高凝状态检查

血液高凝状态检查包括以下指标。

(1)血常规:肾静脉血栓形成形成 9%～17% 的患者有发热,血白细胞计数升高、血小板计数增加且活性增强,红细胞计数也有增多。

(2)血小板黏附试验:肾静脉血栓形成形成时,血小板黏附试验增高,其值常 >0.79。

(3)凝血及抗凝纤溶系统指标:凝血时间、凝血酶时间、凝血酶原时间、活化部分凝血活酶时间均缩短;凝血因子 V、Ⅶ、Ⅷ 及纤维蛋白原血浆浓度增高;抗凝血酶Ⅲ、抗凝因子蛋白 C 及游离蛋白 S、纤溶酶原血浆浓度降低。

(4)狼疮抗凝物质:是一种磷脂依赖性的病理性循环抗凝物质,为 IgG、IgM 或两者混合型的抗磷脂抗体,在全身系统性疾病(如抗磷脂抗体综合征、系统性红斑狼疮等)基础上继发的肾静脉血栓形成可见其含量的明显增高。

(5)血浆 D-二聚体:是交联纤维蛋白特异的降解产物,它的生成或增高反映了凝血和纤溶系统的激活,对急性血栓诊断的敏感性达 90% 以上,但特异性仅 50% 左右,在排除其他部位血栓的情况下,其升高有助于肾静脉血栓形成的诊断。

(二)影像学检查

影像学检查包括无创性检查和有创性检查。

1.无创性检查

无创性检查包括彩色多普勒超声、CT、MRA 及放射性核素肾扫描等,对肾静脉血栓形成的诊断均有帮助。

(1)彩色多普勒超声:对肾静脉血栓形成的诊断敏感性较高。当患者临床有肾静脉血栓形成症状或高度疑似肾静脉血栓形成时,可首选此检查。

急性肾静脉主干血栓的典型声像图表现可见:肾静脉主干明显扩张,肾静脉管腔内充满实性回声,且无明显血流信号;肾内动脉舒张期出现反向波;肾脏体积均匀性增大,皮质回声减低等。其中肾静脉内实性回声和血流充盈缺损是诊断肾静脉血栓形成最可靠的依据。

局限性肾内小静脉血栓时,应用彩色多普勒超声检查可发现病变区肾脏结构模糊,但无占位效应;静脉血流信号缺失;动脉血流显示为低速高阻型;而同侧肾其余部分无明显异常等征象。

需要指出的是,彩色多普勒超声是诊断肾静脉血栓形成的较为实用的一种检查方法,但易受多种因素的影响,应结合临床具体分析。其常见影响因素包括血栓所处阶段、是否有效溶栓和是否建立充分的侧支循环,这是决定肾静脉血栓形成影像学表现的主要因素;肠道气体和肥胖会干扰肾静脉主干的显影而影响诊断;此外,应注意区别血栓与其他栓子如癌栓的区别等。

(2)CT:分常规CT和CT血管造影。

常规CT表现取决于血栓形成速度、阻塞程度和血栓部位。检查可见肾静脉内低密度充盈缺损和肾静脉增粗;患侧肾脏体积增大,尤其是急性肾静脉血栓形成多见;肾皮-髓质相交时间延长、可同时有肾皮髓质分界模糊;慢性肾静脉血栓形成、肾静脉阻塞较严重的病例可见肾周侧支循环形成。此外,尚可见腹膜后血肿、肾筋膜增厚等征象。其中肾静脉内低密度充盈缺损是肾静脉血栓形成的重要直接征象。

CT血管造影诊断肾静脉血栓形成的敏感性和特异性几乎为100%,且可同时区分肾肿瘤和其他肾脏疾病。其不足之处在于具有放射性和造影剂的肾毒性。可结合临床,权衡利弊,选择应用。

(3)MRA:是诊断肾静脉血栓形成的另一选择,可显示血流的高度对比、血管壁、肾及周围组织,并且可以清晰地描述解剖变异、血管移植、侧支循环及肿瘤血管的浸润等。其缺点在于费用高,在儿童及有禁闭症的患者需用局麻,敏感性和特异性较CT差。

(4)放射性核素肾扫描:肾静脉血栓形成时可表现为肾影增大,但灌注和吸收功能减低,肾静脉主干血栓形成时,可有近乎无灌注无功能的表现。

2.有创性检查

选择性肾静脉造影是确诊肾静脉血栓形成的金标准,临床应用最为广泛。肾静脉血栓形成时主要表现为管腔内充盈缺损或管腔截断。部分性主干内血栓可见不规则的充盈缺损位于管腔一侧。肾静脉小分支内的血栓常可导致完全性管腔阻断。典型血栓表现为杯口状缺损,凸面指向下腔静脉,远端小静脉分支常不能显示。

肾静脉造影因具有高辐射和需要静脉注射碘化造影剂,可引起肺栓塞、肺梗死;造影剂肾损害;穿刺部位血栓形成等并发症。故要操作规范、动作轻柔,尽量减少血管内膜损伤;造影前后行水化疗法以减少并发症的发生。

此外,数字减影血管造影(DSA)可减少造影剂用量,避免肾损害的发生,可选择应用。

六、诊断及鉴别诊断

根据上述肾静脉血栓形成的常见临床表现和影像学检查,诊断一般不难。本病需与以下疾病相鉴别。

(一)肾动脉栓塞或血栓形成

肾动脉栓塞或血栓形成是指肾动脉主干及其分支内形成血栓及管腔被血栓栓子或血液中的其他栓子所阻塞,导致肾动脉管腔狭窄或闭塞、肾组织缺血引起剧烈的腰腹痛、血压升高及肾功能减退等一系列临床表现的疾病。主要与血管壁病变、高凝状态有关,其栓子 90% 以上来自心脏。

(二)梗阻性肾病

其临床表现因病因、梗阻持续时间、梗阻的程度而异。伴有季肋部疼痛、顽固性或复发性尿路感染、感染性结石等;双侧梗阻可致慢性肾功能不全或无尿性急性肾衰竭。影像学检查可发现患肾增大及梗阻性肾积水。

(三)肾盂肾炎

以腰痛和血尿为主要表现的患者,易被误诊为肾盂肾炎。后者若为急性起病,多伴有尿路刺激症状、肋脊角压痛和全身感染性征象,血或中段尿细菌培养检出致病菌可资鉴别;若为慢性起病,影像学检查有局灶粗糙的肾皮质瘢痕,伴有相应肾盏变形,不难鉴别。

七、治疗

治疗方案与疗程关键取决于血栓形成时间和有无血栓栓塞事件,主要目的是保存肾实质和预防血栓栓塞现象的发生。对于已确诊的急性肾静脉血栓形成,其治疗包括针对引起肾静脉血栓形成的原发病因的治疗(如原发性肾脏病、血容量不足、全身系统性疾病等)和针对血栓自身和/或其并发症的治疗。

目前,急性肾静脉血栓形成的治疗主要有抗栓治疗(包括抗凝和抗血小板)、溶栓及介入治疗和手术治疗 3 个方面,具体可结合临床病情制订个体化治疗方案。

(一)抗栓治疗

抗栓治疗包括抗凝和抗血小板。其中抗凝治疗是肾静脉血栓形成首要和关键的治疗。无论急慢性肾静脉血栓形成患者,一经确诊应立即给予抗凝治疗,急性患者抗凝后可阻止血栓扩展;慢性患者则能减少新血栓形成及肺栓塞的发生;且抗凝可改善蛋白尿及患侧肾脏功能。抗血小板聚集可防止新的血栓形成,延缓病情进展。

1.抗凝治疗

首选药物为肝素。常采用序贯疗法,即先用普通肝素或低相对分子质量肝素,后续口服华法林。

(1)普通肝素:即未分组肝素是一组相对分子质量不同的葡萄糖胺聚糖混合物,它与抗凝血酶Ⅲ结合灭活凝血酶而发挥抗凝作用。一般首剂以 5 000 U 经静脉快速推注,后以 18 U/(kg·h)连续经静脉泵入。每 6 小时检测一次活化部分凝血活酶时间(APTT)。当 APTT<45 秒时,增加剂量 2～4 U/(kg·h);APTT>71 秒时,减少剂量 2～3 U/(kg·h);一般 APTT 维持在 46～70 秒(即正常值的 1.5～2.3 倍),疗程为 2～4 周。

长期应用肝素最常见的不良反应是导致血小板减少症,引起自发性出血,故有严重的出血性疾病、未控制的严重高血压、肝肾功能不全、活动性肺结核等患者及孕妇应慎用或禁用。肝素轻度过量,停药即可。若严重出血,可缓慢静脉注射硫酸鱼精蛋白来中和。

(2)低相对分子质量肝素:因其生物利用度高、并发症少、皮下注射方便、效价比高而越来越受到青睐。常选择皮下注射,200～400 IU/(kg·d),分 2 次皮下注射,疗程一般为 2～4 周。用药过程也需监测 APTT,一般维持在正常值的 1.5～3 倍。

在使用肝素 2 天后需加用华法林,在华法林替代肝素治疗时两者必须有用药重叠期,直至凝血酶原时间 INR 达标(2～3)。

(3)华法林:属双香豆素类抗凝药,主要通过拮抗维生素 K 起作用,使凝血因子Ⅱ、Ⅶ、Ⅸ、Ⅹ合成受阻,抑制血液凝固,为间接抗凝药。可口服给药,第 1 天用 10 mg,第 2 天用 5 mg,第 3 天后每天 2.5 mg,儿童可为隔天口服 2.5 mg。以后根据凝血酶原时间(PT)和 INR 来调整剂量,治疗期间 INR 应控制在2.0～2.5,华法林治疗至少 6 个月。

在应用华法林的过程中,应注意不可盲目或擅自停药,否则有再发急性血栓的可能。

抗凝治疗持续时间长短,取决于潜在高凝状态的存在时间。患者有潜在可逆的高凝状态时,应按标准化方案静脉注射肝素,后续口服华法林 3～6 个月;若患者高凝状态持续存在,或肾病综合征患者病情严重而尚未缓解(尤其是 MN 患者且血浆清蛋白<20 g/L)应考虑长期甚或终身抗凝治疗。

2.抗血小板

抗血小板药物通过抑制血小板聚集和释放来防止血栓形成,常与抗凝药物配合使用。常用药物有阿司匹林、双嘧达莫、噻氯匹定等,临床可选择应用。

(二)溶栓及介入治疗

1.溶栓治疗

肾静脉血栓形成患者,在抗凝治疗同时加用溶栓治疗,可以更快、更彻底地清除血栓,恢复肾血流,保护患肾功能。溶栓是治疗急性肾静脉血栓形成的关键,在肾静脉血栓形成发病早期,尤其是血栓形成后 1～2 天内溶栓,疗效更为理想。

(1)尿激酶:溶栓治疗最常用的药物为尿激酶,它是从尿中提取的一种肾脏制造的活性蛋白酶,可直接激活纤溶酶原使其转化为纤溶酶。其血栓内浓度大于血浆,无抗原性,不良反应明显少于链激酶。静脉或局部给药均可。对于肾脏损害严重、全身抗凝治疗效果不明显、高度难治性水肿的肾病综合征患者导致的肾静脉血栓形成,推荐配合局部溶栓。

(2)链激酶:临床应用较早,是在培养溶血性链球菌时产生的一种蛋白质,通过与纤溶酶原形成复合物间接激活纤溶酶原,对血栓内纤溶酶与血浆中纤溶酶无选择性,虽然有出血、过敏等不良反应,但价格便宜,仍广泛用于肾静脉血栓形成治疗。注射前可使用抗过敏药物和激素以防变态反应的发生。

(3)组织型纤溶酶原激活剂(tPA):是一种丝氨酸蛋白酶,居于血管内皮和组织中,是血栓选择性纤溶酶原激活剂,能将纤溶酶原转化为纤溶酶,溶解血栓。且不影响循环中的纤溶系统,为理想纤溶药物。可静脉全身给药,也可局部输注。需要指出的是肾病综合征时因血浆纤溶酶原减少,导致 tPA 疗效降低,必要时宜同时输浓缩的纤溶酶原或新鲜血浆以提高疗效。对于肝素治疗效果不佳的肾静脉血栓形成患者,也可试用 tPA 治疗。

此外,还应注意以下问题:①尽早用药,溶栓效果与血栓新鲜程度有关,一般血栓形成后 3～4 天可望溶解;②急性肾静脉血栓形成以局部溶栓效佳,尤以肾动脉插管局部给药疗效最好;③溶栓疗法为短程突击,急性血栓栓塞一般用药 1～3 天,多至一周,溶栓疗法结束后,应予抗栓治疗,以防血栓再发;④治疗过程中应注意监测凝血四项、纤维蛋白原水平及纤维蛋白降解产物等,以随时掌握机体纤溶和凝血状态,以防纤溶太过。

2.介入治疗

除包括上述的局部溶栓外,还包括血栓切除和置入下腔静脉滤网。

肾静脉血栓形成患者经足量抗凝治疗后无效;或有严重并发症,如肺栓塞;或影响到下腔静脉;双侧或孤立肾的肾静脉血栓形成导致急性肾衰竭;严重、持续的腰肋部疼痛而无明显缓解;有全身抗凝治疗禁忌证等,可以考虑行血栓切除术。

应注意无论血栓切除,还是溶栓治疗都不能单独进行,应同时配合全身性的抗凝治疗。

置入下腔静脉滤网是治疗肾静脉血栓形成的另一选择,主要目的是防止血栓脱落而造成致死率很高的肺栓塞。滤网分为临时性和永久性两种,一般采用经股静脉插管的方式,放置在肾静脉开口上方的下腔静脉内。

当肾静脉血栓形成伴有以下情况:①肾静脉血栓形成伴有静脉血栓栓塞;②在抗凝基础上有再发的肾静脉血栓形成;③有抗凝禁忌证,如出血、即将手术、血小板减少或有凝血;④抗凝指标无法监测;⑤应用肝素导致血小板减少症;⑥伴有活动性的近端下腔静脉血栓等,可考虑置入下腔静脉滤网在放置滤网后需长期或永久抗凝治疗。抗凝药物主要为华法林,临床应用中需监测凝血功能,防止出血并发症。

无论是置入永久性和临时性滤网,短期来看,都可以有效防止有症状的肺栓塞的发生;其长期疗效尚存在争议。

(三)手术治疗

手术治疗包括手术取栓或切除患肾。但随着抗凝、溶栓及介入治疗技术的发展,手术治疗已过时。仅在以下情况下可考虑手术:①肾静脉主干内急性肾静脉血栓形成,经保守治疗无效;②双肾静脉血栓形成;③肾衰竭且对抗凝治疗无反应;④反复发生肺动脉栓塞;⑤出现严重高血压、患肾感染等。

慢性或无症状性肾静脉血栓形成患者的治疗主要是抗凝和治疗原发病,但应注意预防出血并发症。其抗凝治疗方案与上述急性肾静脉血栓形成的抗凝治疗相似,一般用低相对分子质量肝素,经皮下注射5 000 U/d,延用2～4周,后用华法林长期治疗,维持INR在2.5左右(2.0～3.0)。

对于新生儿肾静脉血栓形成,除非双侧肾静脉血栓形成和下腔静脉受累建议应用肝素外,40%的患儿单用支持治疗即可获得满意疗效。

八、预后及预防

急性肾静脉主干血栓可并发急性肾衰竭,预后较差。慢性肾静脉血栓形成常借助于侧支循环,肾静脉回流得以改善,预后较急性肾静脉血栓形成为佳。

此外,肾静脉血栓形成的预后还与多种因素有关,如发病时的基础肾功能水平、发病速度及侧支循环建立状况、健侧肾脏及血管状态、原发疾病的严重性及其进展过程、是否充分治疗等,其中发病时的基础肾功能水平对预后影响意义最大。患者死亡的常见原因有肾衰竭、再发的血栓栓塞和脓毒血症。

肾静脉血栓形成的预防主要是针对慢性患者。慢性肾静脉血栓形成多继发于肾病综合征。肾病综合征时患者多有高凝状态,故主要是进行预防性抗凝治疗,同时应合理地使用糖皮质激素和利尿剂,防止医源性的肾静脉血栓形成。

第三节　左肾静脉受压综合征

左肾静脉受压综合征又称胡桃夹现象(nut cracker phenomenon,NCP),是指左肾静脉(LRV)在经过腹主动脉与肠系膜上动脉(SMA)之间的夹角时受到挤压,导致回流受阻,引起 LRV 高压,以非肾小球源性的血尿和/或蛋白尿、腰肋部疼痛不适等为主要表现的临床综合征。

一、病因及发病机制

解剖上,SMA 从腹主动脉发出且与其形成 $45°\sim60°$ 的夹角,其间填充着肠系膜脂肪、淋巴结及腹膜等组织,LRV 需穿过此夹角,跨越腹主动脉的前方才能注入下腔静脉。

正常情况下,LRV 与下腔静脉间的压差<0.1 kPa(1 mmHg),任何原因导致的夹角变小,肾静脉受压、回流受阻,引起肾静脉高压[一般>0.4 kPa(3 mmHg)],则可导致 LRV 与尿液收集系统之间发生异常交通,出现血尿、蛋白尿等 LRV 受压的表现。

NCP 据初始病因的不同分为前 NCP、后 NCP 及混合性 NCP。前 NCP 是由于先天性的 SMA 起源于腹主动脉时夹角过小,且急剧下降导致 LRV 高压所致。后 NCP 则由于腹主动脉向后移位,导致 LRV 走行于向后移位的腹主动脉与脊柱之间,从而受到挤压,引起 LRV 高压。混合性 NCP 时则是 LRV 前支受压于腹主动脉与 SMA 之间,而后支则被腹主动脉和脊柱挤压。

NCP 的发生主要与 SMA 及 LRV 异常有关。前者可能与起源异常(如起源位置低或始于腹主动脉侧部）、畸形或有异常分支有关；后者也有起源和分支异常两种情况。

此外，左肾下垂导致 LRV 受牵拉，SMA 起源处有过多的纤维组织增生包绕也与 NCP 的发生有关。

二、临床表现

国内报道，本病好发于男性，男：女为 25：4，青春期好发，与身体发育迅速、体型变化较快有关。国外则多见于女性，发病高峰年龄在 30～40 岁，尤其在身高超过平均值且身体虚弱的人更易发生。

临床主要表现为非肾小球源性的血尿，和/或蛋白尿、左侧腰胁部疼痛不适等，多在运动、感冒及傍晚时加重。

部分患者可出现盆腔挤压综合征的表现，如痛经、性交不适及性交后疼痛、下腹痛、排尿困难、阴部及下肢血管静脉曲张及情绪异常等。

儿童及青春期的患者，因直立调节障碍可能出现全身症状，表现为晨起或直立后头晕、头痛，腹部隐痛、胸闷、心慌等，也可出现慢性疲劳综合征的表现。

三、辅助检查

辅助检查包括尿沉渣红细胞形态学检查、静脉尿路造影、膀胱内镜检查、选择性尿细胞学检查、彩色多普勒超声检查、CT 或磁共振血管成像检查、肾静脉和下腔静脉压的测定以及肾活检等。

对于检查方法的选择，应据临床表现来定，当患者有典型的腰腹痛及单侧血尿时，则需直接确定血尿原因；当患者无血尿或泌尿系统表现时则需要进一步检查以明确有无血管畸形。

彩色多普勒超声是疑有 NCP 患者的首选检查。需在肾门水平和 LRV 穿越腹主动脉与 SMA 这两个水平面分别测定 LRV 横径及其血流速度，国外文献报道当两处所测的 LRV 横径超过 5 倍时则应疑诊 NCP，其敏感性在 78%，特异性可达 100%。

CT 或磁共振血管成像（CTA 或 MRA）也是诊断 NCP 的常用检查技术，两者可具体描述 LRV 及 SMA 和下腔静脉在解剖学上的结构。相比较而言，前者为无创性检查，但具有放射性；后者无放射性且可在不同层面进行扫描，可更加清晰的显示血管的走行及结构。

逆行肾静脉造影联合肾静脉与下腔静脉间压差测定被认为是诊断 NCP 的金标准。静脉造影可清晰的显示 LRV 狭窄处，LRV 和下腔静脉间压差正常在

$0\sim0.1$ kPa$(0\sim1$ mmHg$)$,当其压差>0.4 kPa$(3$ mmHg$)$时,则利于确诊 NCP。

四、诊断

对于反复发作的肉眼血尿或无症状性镜下血尿,伴左侧腰部及腹部疼痛,均应考虑到本病的可能性。可根据具体情况选择相应辅助检查以明确诊断。

NCP 的诊断标准主要有以下几个方面:①膀胱镜检查确诊血尿来源于左侧输尿管开口;②尿中红细胞形态正常(均一型红细胞$>80\%$);③尿 Ca^{2+} 排泄量正常,尿 $Ca^{2+}/Cr<0.2$;④彩色多普勒超声或 CT 等检查显示 LRV 扩张,平卧位时 LRV 扩张段(a)与狭窄段(b)之比>2,脊柱后伸 20 分钟后,a/b>3;⑤LRV 与下腔静脉间的压差>0.5 kPa(约 3.7 mmHg);⑥除外高钙血症、肿瘤、结石、感染、畸形等其他原因导致的非肾小球性血尿;⑦必要时行肾穿刺检查显示肾组织正常或轻微病变。多数学者认为符合前 4 条即可诊断 NCP。

需要指出的是,对于血尿和蛋白尿并存的患者,即使影像学检查符合 NCP的诊断标准,在做出诊断前也应慎重考虑。因血尿与蛋白尿并存的患者常伴有器质性肾小球疾病,故应慎重排除,同时要注意长期随访,密切监测病情变化。

五、治疗

本病目前尚无特异性的治疗方法。对于单纯性镜下血尿或间断性肉眼血尿的患者,若无明显疼痛且血红蛋白正常,可不予以治疗,密切观察即可,大多数的青春期患者随着年龄的增长,侧支循环建立及 SMA 起始部周围脂肪组织的增加,从而使阻遏程度得以缓解,症状可自行消失。

对于血尿症状严重,甚至有贫血倾向,或因血凝块而引起腹痛的患者,可采用手术或介入治疗,解除 LRV 受压现象,缓解临床症状。

手术治疗主要包括 LRV 及 SMA 移位术。前者是在 LRV 注入下腔静脉处切开,修复下腔静脉同时在远离 SMA 处重新将 LRV 吻合于下腔静脉;后者手术原则与前者相同,也是将 SMA 起源于腹主动脉处切开后吻合于其下方,使之远离 LRV。

血管移位手术可以成功解除 LRV 受压,但可导致出血、血栓及肠麻痹等并发症,临床应注意积极处理。

介入治疗即血管内支架置入术,是在局麻下,经数字减影血管造影引导,将金属支架置入 LRV 狭窄处,同时将其边缘固定在下腔静脉,从而解除血管狭窄,缓解临床症状。血管内支架置入因可以引起纤维肌细胞增生,导致血管阻塞,故其长期临床疗效尚待进一步评估;行支架介入治疗的患者应长期进行抗血小板治疗。

中医学历史悠久,有自己独特的辨证治疗体系,认为 NCP 导致的血尿,属血证范畴,辨证多为血瘀,血瘀日久化热、灼伤血络导致出血;或瘀血阻络,致使血不循经、溢出脉外,故治疗多以清热凉血、活血止血为原则,方多以小蓟饮子和/或四物汤加减治疗。

总之,NCP 是青春期少年常见的血尿原因,临床多呈一良性经过,随着年龄增长,可以自行缓解,部分严重病例需行手术或介入治疗,但大多预后良好。

第四节 原发性高血压肾损害

高血压分为原发性高血压和继发性高血压,常可引起心、脑、肾等器官的器质性和功能性改变,是一种以体循环动脉血压升高为主的全身性疾病。原发性高血压分为良性高血压和恶性高血压。良性高血压可引起良性小动脉性肾硬化症,恶性高血压可引起恶性小动脉性肾硬化症。本节主要阐述原发性高血压肾损害。

一、病因病机

(一)病因
高血压的病因尚不明确,据调查常与以下因素关系密切。

1.遗传因素
家族遗传、年龄增长等。

2.钠盐食入过多等
钠盐食入过多,钾食入不足,过量饮酒,尿酸增加,吸烟。

3.精神因素
长期精神过度紧张,劳作过度,或活动过少,肥胖。

4.环境因素
噪声,环境污染,北方高寒地区多于南方平原、城市多于乡村。

(二)发病机制
高血压发病机制十分复杂,与以下机制有关。

1.血流动力学改变

高血压使心排血量和外周血管阻力等血流动力学变数异常。年轻的原发性高血压患者,以高流量-正常阻力型为主;老年患者则以低流量-高阻力型为主。实验研究也观测到多种高血压早期均有心排血量增加,其后才出现外周阻力增加。

2.肾钠潴留

盐的潴留是原发性高血压的启动因素,其潴留后引起血容量、细胞外液、心排血量增加,体液过量时,通过体内自动调节机制使血管阻力增加。

3.细胞膜阳离子转运缺陷

原发性高血压患者的细胞膜存在特异性生化缺陷,即可能为某一个或数个主要基因异常而造成膜转运蛋白结构异常,经一系列中间环节,最终导致原发性高血压的发生。

4.血管张力增高,管壁增厚

高血压是血管异常改变的结果。血管异常的改变主要表现为张力升高和管壁增厚,使外周血流阻力增加而导致血压升高。

5.肾素-血管紧张素系统作用

肾素-血管紧张素系统是一个复杂的血压反馈控制系统,对高血压的发病、血压的维持具有重要意义。

6.交感神经系统的作用

交感神经活动的增加,可能参与原发性高血压发病的始动机制,但对高血压维持不起作用。

7.加压素的作用

加压素是强缩血管物质,是由下丘脑内一些神经元合成和释放的抗利尿激素,又称精氨酸加压素。它具有很强的生物活性,参与对肾和心血管活动的调节,可使血管平滑肌强烈收缩致血管阻力加大而血压升高。

8.神经肽的作用

类鸦片活性多肽等与高血压调节和高血压发生机制有一定的联系。

9.激肽-前列腺系统的作用

激肽-前列腺系统作为降压系统,与升压的肾素-血管紧张素系统相抗衡,以维持血压与血容量的恒定。原发性高血压患者的尿激肽释放酶排泄可明显低于正常人,而且对限钠的反应也较正常人迟钝。肾脏激肽释放酶-激肽系统的功能不足,使 PGE_2 生成降低,导致高血压的发展,而 PGE_2 在正常状态下调节着肾脏的抗高血压功能。

10.心房钠尿肽（ANF）

原发性高血压患者的心房对房压及心胸容量增加的反应力较正常人减弱，故 ANF 的释放低于正常人，导致细胞内钠浓度升高。血管收缩及周围阻力增加，成为维持高血压发展的因素。

二、临床表现

高血压可分为缓进型和急进型，后者又称为恶性高血压。一般在 30 岁以上多见。

早期患者常有头痛、头晕、耳鸣健忘、注意力不集中、烦闷失眠、乏力心悸、夜尿增多等症状。

如果长期发展，血压明显持久地升高，则可出现心、脑、肾、眼底、血管等器官的器质性和功能性障碍，甚至可出现高血压危象。

三、理化检查

(一)尿液检查

尿常规可见蛋白，红细胞和颗粒管型，尿溶酶体酶，尿微量蛋白增高。

(二)血生化检查

氮质血症，肌酐升高，血浆肾素活化增高。

(三)心电图检查

心电图呈左心室高电压，严重者伴心肌劳损，心电轴左偏。

(四)B超检查

双肾回声粗乱，早期大小形态可正常。

(五)心脏 X 线检查

主动脉迂曲延长，主动脉弓突出，左室增大。

(六)眼底检查

常表现为Ⅰ、Ⅱ、Ⅲ或Ⅳ级眼底改变。

四、诊断

(一)缓进型高血压

起病隐匿，进展缓慢，早期可有较长时间的无症状期，常在体检时发现，以后可有头晕、头痛、健忘、失眠等症状,如不经治疗一般 5 年以后可出现肾脏、心、脑等器官的器质性和功能性损害,此型占高血压的绝大多数。目前我国高血压的诊断标准:理想血压<16.0/10.7 kPa(120/80 mmHg),正常血压<17.3/11.3 kPa(130/85 mmHg),正常偏高血压 17.3~18.5/11.3~11.9 kPa(130~139/85~89 mmHg),1 级高血压 18.7~21.2/12.0~13.2 kPa(140~159/90~99 mmHg),2 级高血压 21.3~23.9/13.3~14.5 kPa(160~179/100~109 mmHg),3 级高血压 ≥24.0/14.7 kPa(180/110 mmHg),收缩期高血压≥18.7 kPa(140 mmHg)或<12.0 kPa(90 mmHg)。

(二)急进型高血压

急进型高血压又称恶性高血压,临床上较少见,占高血压患者的 1%~5%。某些缓进型高血压和继发型高血压,也可在病程中某一阶段转化为急进型。其原因尚不明确。可能与肾小管内栓塞形成有关。其临床表现基本上与缓进型高血压相似,但本型病情发展迅速和严重,舒张压多持续>17.3 kPa(130 mmHg),多在 2 年内,快者数月内出现严重的心、脑、肾的损害,发生心力衰竭,脑血管意外和尿毒症。

急性高血压脑病表现:表现为血压突然显著升高、剧烈头痛、呕吐、黑蒙、烦躁、惊厥、昏迷、视盘水肿、暂时性偏瘫、失语等高血压危象。

由于全身细小动脉一过性强烈痉挛,使血压急剧上升,患者出现头痛、多汗、皮肤苍白、视物模糊、心动过速、急性肺水肿,而发生高血压脑病。

(三)高血压肾损害的病理变化

在轻、中度原发性高血压病程早期相当一段时间内并无明显的肾脏结构及功能上的改变,只有肾脏调节功能的减弱,表现为高钠负荷、急性容量扩张等。急性容量扩张等非生理状态的适应能力降低。经历一定时间后逐渐出现肾小管损伤及功能改变为特点的异常。

一般原发性高血压病情持续稳定的发展 5~10 年可出现轻至中度肾小球硬化,继而累及肾单位,通常称为良性肾小动脉硬化症。约有 7%的原发性高血压患者,在其疗程中突然出现进行性血压升高,从而可转化为恶性高血压。这些病例和那些在发病初期即表现为恶性高血压的患者,其肾脏的病理改变发展迅速而严重,多伴有进行性肾功能减退,称为恶性肾小动脉硬化症。

1.良性肾小动脉硬化症

良性肾小动脉硬化症是以入球小动脉和小叶间动脉管壁硬化为主要病理表

现,继发相应肾实质的缺血萎缩,最后发生纤维化、硬化,肾功能不全。此过程非常缓慢,早期仅有夜尿增多,伴尿电解质排泄增加,轻度蛋白尿,24小时尿蛋白<1.0 g,尿溶酶体酶、β_2-微球蛋白增高,尿酸排泄也减少。

B超检查可见肾脏呈轻度对称性缩小,肾盂、肾盏无异常。

2.恶性肾小动脉硬化症

恶性肾小动脉硬化症是恶性高血压脏器损害的一部分,主要是入球小动脉和小叶间动脉增殖性内膜炎,小动脉呈黏液性变性,管腔显著变窄,甚至关闭,好似无数的夹钳,阻塞着小动脉,血浆肾素活性明显增高。但这些血管损害是可逆的,严密控制血压可减缓恶性高血压肾硬化的形成和发展。

五、鉴别诊断

原发性高血压肾损害主要与继发性高血压相鉴别。继发性高血压占高血压病总数的5%～10%,其中有些是可以通过手术的方法治疗,或内科治疗原发病,因此,要重视在临床上确诊为原发性高血压时,必须排除继发性高血压,特别要注意的是年轻高血压患者。

(一)肾实质性高血压

肾实质性高血压主要因肾脏慢性实质性疾病引起,常见的疾病有慢性肾小球肾炎、狼疮性肾炎、硬皮病、多种血管炎、多囊肾、糖尿病肾病等。由于原发性肾病常较为隐匿,可以没有肾脏病的表现,仅有轻度的尿检异常,因此,常被误诊为原发性高血压。

在此种情况下,经询问病史、年龄、高血压与肾功能损害的时间顺序,有无原发性肾病的证据和视网膜病变时,有条件者可做肾活检诊断。

(二)肾血管性高血压

肾血管性高血压为一侧或双侧肾动脉主干,或分支狭窄、阻塞所致的高血压,病因以大动脉炎最常见,其次为肾动脉纤维肌性结构不良和动脉粥样硬化。前二者好发于年轻女性,后者多见于50岁以上男性,收缩压＞26.7 kPa(200 mmHg),舒张压＞16.0 kPa(120 mmHg),一般降压效果不佳,约80%的患者于脐上部可闻及高调的收缩期,或收缩期及舒张期双期血管性杂音。血管造影是一种较好的诊断方法。如及时解除动脉狭窄和阻塞,高血压即可逆转。

(三)原发性醛固酮增多症

因肾上腺皮质肿瘤或增生,醛固酮分泌增多,导致水钠潴留,进而引起血压升高。血压升高时伴有低血钾表现,常见多饮、多尿、肌无力或麻痹、血钾降低、尿钾升高等,血浆醛固酮增高,肾素活性降低。

本病多见于青年女性,血压多呈中度高血压。

B超、CT、核磁成像可确立肿瘤部位。

(四)嗜铬细胞瘤

嗜铬细胞瘤起源于肾上腺髓质或交感神经节,可大量分泌去甲肾上腺素和肾上腺素,引起阵发性或持续性高血压,患者常有剧烈头痛、恶心、呕吐、心悸、面色苍白,历时数分钟或数天,发作间歇血压可正常。血压升高时,测定血中儿茶酚胺有助于诊断。B超、CT、MRI检查即可定位。

六、诊断标准

原发性高血压肾损害诊断标准如下。

(一)病史

在出现蛋白尿前,一般有 5 年以上的持续性高血压,程度一般>21.3/14.7 kPa(160/110 mmHg)者。

(二)临床症状

时常有头晕、头胀、眼花、记忆力减退、腰困背重、乏力表现,一般年龄在30 岁以上者多见。

(三)尿常规检查

镜检尿蛋白(+)~(++),镜下血尿、管型尿,24 小时蛋白定量不超过 1.5 g,尿微量白蛋白增高者。

(四)眼底检查

视网膜动脉硬化,或动脉硬化性视网膜改变。

七、治疗

无论是原发性高血压,还是继发性高血压,其共同的病理基础是小动脉痉挛性收缩或硬化,周围血管阻力增加,从而导致血压升高。

高血压肾损害的治疗首要目标及意义主要是抗高血压治疗,兼以应用抗凝降纤治疗原则。肾脏是高血压损害的主要靶器官之一,同时又是血压调节的重要器官。高血压可对肾脏造成损害,肾脏对体液平衡调节障碍及活性物质等代谢障碍,又可加剧高血压的程度。为此控制高血压对于防治原发性或继发性肾脏病的发展,积极保护肾功能起着十分重要的作用。高血压肾损害及抗高血压药物应用如下。

(一)ACEI、ARB

ACEI其主要作用抑制血浆中血管紧张素Ⅰ转变为血管紧张素Ⅱ,抑制心、脑、血管壁、肾脏、肾上腺等局部组织中血管紧张素Ⅱ的合成,减缓激肽降解,增加前列腺素的释放,降低交感神经兴奋性和去甲肾上腺素的释放,使内皮细胞合成内皮素,减少和生长血管舒张因子增多,并减少醛固酮释放,从而降低血压。ACEI抗高血压的特点,可改善胰岛素抵抗和糖代谢异常,对脂质代谢无不良影响。对肾素依赖性高血压疗效良好,并可保护肾功能,是治疗高血压肾损害和肾性高血压蛋白尿的首选药物类。

盐酸贝那普利5~10 mg,每天1次口服;卡托普利12.5~25 mg,每天2次口服,或每天3次;依那普利10 mg,每天2次口服。应用时选上药一种即可,妊娠和肾动脉狭窄、肾功能不全、血肌酐>265 μmol/L者禁用。有少数人服后咽痒干咳反应。

ARB:有氯沙坦钾片,起始常用剂量为50 mg,每天1次口服,部分患者根据血压情况,每天剂量可增加至100 mg;缬沙坦80~160 mg,每天1次服用;伊贝沙坦等,降压效果类似于血管紧张素转换酶抑制剂,而且耐受性好,不良反应轻微。注意事项同ACEI类药物。

(二)钙通道阻滞剂

本类药物可阻滞钙离子转运入肌肉细胞内,阻滞血管平滑肌细胞膜Ca^{2+}通道,抑制平滑肌的收缩,降低外周血管的张力从而降低血压。同时,钙通道阻滞剂可增加肾、心冠状动脉、脑血管的血流,舒张外周血管平滑肌,抗血小板聚集,不影响糖和脂的代谢。

钙通道阻滞剂分3类:①二氢吡啶类,包括硝苯地平、尼群地平、尼卡地平、拉西地平等地平类;②苯噻氮䓬类,如地尔硫䓬等;③苯烷基胺类,包括维拉帕米、戈洛帕米等。苯噻氮䓬及苯烷胺类也称非二氢吡啶类。

应用本类药物治疗高血压肾损害或继发性高血压是首选的常用药物。可根据病情血压情况及药物作用时间选择应用。本类药物不良反应轻微,偶有面部潮红、恶心、水肿、直立性低血压。少数患者有阳痿等不良反应。孕妇忌用。

(三)利尿剂

利尿剂仍是常用的降压药,其主要作用机制是促进肾脏排泄钠和水,减低血容量而起到降压作用,并有增强其他降压药物的功效,故常为第一线的降压药物。其不良反应可引起低钾血症、高尿酸血症、高胆固醇血症和高三酰甘油血症,及葡萄糖耐量降低。噻嗪类利尿剂比袢利尿剂的降压效果好,唯有肾功能不全患者噻嗪类利尿剂治疗无效,此时应使用袢利尿剂。如螺内酯、氨苯蝶啶等保钾利尿剂,对降压疗效不佳。在肾功能不全的患者,本类药有导致高血钾的危险,应予以注意。在噻嗪类药物中常使用氢氯噻嗪 25~50 mg,晨起1次服用,即可产生24小时的抗高血压作用;或 25 mg,每天 2 次服用。袢利尿剂的利尿作用起效快,作用持续时间短,不一定作为基础抗高血压药物,但在肾功能不全时,可选用袢利尿剂。潴钾利尿剂一般不单独用于抗高血压治疗,痛风患者忌用,糖尿病和高脂血症患者慎用。

(四)交感神经阻滞药

交感神经阻滞药是抗肾上腺素药,它能拮抗肾上腺受体,又称为"肾上腺素受体拮抗剂"。

肾上腺素受体拮抗剂根据其拮抗的受体亚型不同,可分为 α 肾上腺素受体拮抗剂和 β 肾上腺素受体拮抗剂两大类及 α、β 肾上腺素受体拮抗剂。它们具有拮抗 α 受体效应(外周血管收缩等)的作用和拮抗 β 受体效应(心脏收缩、心率加速、支气管平滑肌舒张等)的作用。

1.β 肾上腺素受体拮抗剂

本药仍为治疗高血压广泛使用的药物。其药理作用为可阻断心肌 β 受体减慢心率,抑制心脏收缩力与房室传导,循环血容量减少,心肌耗氧量降低;并能抑制肾素的释放,导致血浆肾素浓度下降,减少中枢交感神经冲动的输出。临床常用于治疗多种原因所致的心律失常,如室性及房性期前收缩(疗效较好)、窦性及室上性心动过速、心房颤动,但室性心动过速宜慎用;也可用于心绞痛、高血压。

有学者认为,肾性高血压患者以使用纳多洛尔 40~240 mg,每天 1 次顿服较好。因其能增加血流量,特别是适用于肾功能损害者。

本类药品的不良反应有心动过缓、疲倦和睡眠不宁,兼有引起阳痿者,有轻度增加血钾和甘油三酯的作用。心力衰竭房室传导阻滞、阻塞性肺气肿或支气管哮喘者禁用。

本类药品代表药物有普萘洛尔、噻吗洛尔、纳多洛尔、索他洛尔、氧烯洛尔、阿普洛尔、吲哚洛尔、卡替洛尔等。

2.α 肾上腺素受体拮抗剂

本类药物可竞争性地与 α 受体结合而产生拮抗神经递质。本类药物又分

α₁、α₂两种亚型。它们的效应主要表现在血管舒缩及血压方面,多作为血管舒张药和降压药应用。本类代表药物有酚妥拉明、妥拉唑林、酚苄明、哌唑嗪等。极少数患者服用后可有"首剂"直立性低血压而晕厥、心悸等表现,老年人慎用,肾功能减退者忌用。降压作用不稳定,临床上主要应用于血管痉挛性疾病,如肢端动脉痉挛、手足发冷、闭塞性血栓静脉炎等。

3.α、β肾上腺素受体拮抗剂

此类药物为混合剂,故兼有α受体和β受体拮抗作用,对高血压的疗效比单纯α受体和β受体拮抗剂为优,多用作降压药。主要不良反应有恶心、头晕。对哮喘、心力衰竭、慢性阻塞性肺疾病、心脏传导阻滞者忌用,糖尿病慎用。肝毒性较大,肝病患者忌用。本类代表药有拉贝洛尔、布新洛尔、地来洛尔、阿罗洛尔等。

4.中枢肾上腺能抑制药

本类药物主要作用在脑干,可使交感神经传导冲动受阻,因而出现降压作用。本类代表药物有利血平、降压灵、降压平、降压静、甲基多巴等,其主要不良反应有嗜睡、疲倦、阳痿和直立性低血压,时有引起肝损害。

5.末梢性交感神经抑制药

本类药品可抑制去甲肾上腺素释放的外周性作用,使外周血管阻力下降,具有良好的持续性降压作用,对心功能无显著影响。不改变心搏出量、心排血量及肾小球滤过率,代表药物有胍乙啶、胍那苄等。其主要不良反应有直立性低血压和性功能障碍,老年人慎用。

6.神经阻滞剂

本类药物常用于高血压,其不良反应有视力模糊、口干、头晕、便秘、排尿困难、阳痿等。心肌梗死、肾功能减退者忌用。本类药物有美卡拉明等。

(五)直接扩张血管降压药

本类药物可直接作用于血管平滑肌而扩张周围血管,使血压下降,起效快,并能增加肾血流量,降压作用为使小动脉扩张,外周阻力降低而致血压下降。其特点为舒张压下降明显,现多用于肾性高血压及舒张压较高的患者。单独使用效果不甚好,且易引起不良反应,故多与利血平、胍乙啶、普萘洛尔合用,以增加疗效及消除不良反应。此类药物有硝普钠、肼屈嗪、米诺地尔、二氮嗪、双肼屈嗪等。肾功能不全、甲状腺功能低下者慎用。肾功能不全者常加用利尿剂。

(六)高血压危象的治疗

原发急进型高血压和继发性高血压或恶性高血压,均可发生高血压危象,收缩压为 26.7 kPa(200 mmHg),舒张压为 16.0 kPa(120 mmHg)以上者,如不及时治疗可致死亡。应采取静脉滴注降压药的方法进行控制,力求在 30～60 分钟内将舒张压控制在 13.3 kPa(100 mmHg)以下。

硝普钠是抗高血压危象的首选药物(妊高征不宜应用),疗效确切可靠,作用迅速,给药 5 分钟即可显效,停药后作用维持 2～15 分钟。

用法:将 50 mg 硝普钠加入 500 mL、5％葡萄糖注射液中(0.1 mg/mL),开始静脉滴注,速度为每分钟 0.5 μg/kg(10 滴),然后根据血压情况加速滴注,直到血压降为 18.7～20.0/12.0～13.3 kPa(140～150/90～100 mmHg)。注意在用药过程中应用心电、血压监护仪观察血压和心电图、心率情况,调节滴数。

在应用硝普钠时,应同时应用呋塞米 40～60 mg 肌内注射或静脉滴注,可协同降低血压和防止并发的水钠潴留。因硝普钠作用短暂,故在调节输注至合适剂量时应同时加用一些维持性口服降压药。硝普钠停用要逐渐减量,并继续应用口服降压药。一般当舒张压降至 13.3 kPa(100 mmHg)时,就给予口服呋塞米 10 mg、硝苯地平 10 mg、卡托普利 25 mg,8 小时 1 次,在服药 30 分钟后,硝普钠即可试行逐渐减慢滴速,直到停用;然后继续服用上述药品,血压稳定后逐步调整口服降压药。应注意硝普钠不良反应有低血压、恶心、呕吐等,或肌肉痉挛、精神不安、厌食、皮疹、出汗、发热。使用超过 3 天或肝肾功能不全者,其代谢产物氰酸盐浓度会过高,应注意中毒。

(七)原发性高血压肾损害及肾性高血压治疗药物的选择及用法

1.降压药的选择

应根据肾病的损害程度、病理生理改变、血压升高程度和所见合并症情况选择降压药。肾损害时应首选 ACEI、ARB、钙通道阻滞剂和利尿剂。

上述药物有保护肾功能,改善肾血流量,降低尿蛋白排出的作用。有心动过速时宜加用α肾上腺素、β肾上腺素受体拮抗剂;水肿严重时应选用利尿剂;有心绞痛或支气管哮喘时,宜选用钙通道阻滞剂。

2.降压药的用法

首选一种药,从小剂量开始,当应用 1 周后,达不到降压目的时可逐渐加大用量。如果效果不明显时,可加用不同类型、作用机制不同的药物一种或两种,视病情和个体情况而定。作用机制相同的药物一般不主张合用。

3.联合用药的原则

联合用药可增强疗效,减少各种药物剂量,抵消或减少各种药物的不良反应,一般以 2～3 种药合用即可。应用易引起水钠潴留的降压药物时,可配合利尿剂;应用易引起反射性交感神经活性增强的降压药时,可加用 β 肾上腺能受体拮抗剂为宜。

4.降压水平的幅度

尚未产生心、脑、肾并发症和可降至理想血压水平;已产生心、脑、肾损害,尤其是损害严重的晚期患者,降压速度宜缓慢,一般降为 18.7～19.3/11.3～12.0 kPa(140～145/85～90 mmHg)即可。不要因降压过低或过快而影响心脑肾等重要器官的血流灌注,对老年患者更应注意不要降的过快过急。

第五节　肾血管性高血压

肾血管性高血压是由于各种原因引起的肾动脉口、主干及其主要分支狭窄和阻塞引起实质缺血而导致肾素-血管紧张素-醛固酮增多,激肽释放酶-激肽前列腺素减少而产生的继发性高血压,是继发性高血压的常见病因。在我国肾血管性高血压的病因以全身大动脉炎为主,约占 60%,其次为纤维肌性发育不良及粥样动脉硬化。本病的发病率占高血压患者总人数的 4%。如早期诊断发现,合理治疗,手术有效率为72%～94%。

一、病因病机

本病确切病因,目前还不完全清楚,大概与以下因素有关。

(一)病因

1.先天发育异常

先天性肾动脉发育异常,肾动脉纤维肌发育异常,肾动脉瘤、肾静脉瘤,多见于儿童。

2.免疫功能失调

由于免疫功能失调而引起的全身大动脉炎,由于免疫复合物在血管壁的沉积,或细胞免疫异常,T 细胞和巨噬细胞增殖、浸润对血管壁的破坏等。

3.其他

动脉粥样硬化、斑块性狭窄。

(二)病理机制

1.全身大动脉炎

因全身大动脉炎累及肾动脉炎,呈全层动脉炎,其内膜因结缔组织增生而增厚变硬,使管腔狭窄。内膜有糜烂坏死,病程长者呈纤维化钙化;中层膜的弹性纤维和平滑肌组织变性坏死断裂或消失,外膜也呈纤维性增厚,在动脉壁全层均可见有淋巴细胞、单核细胞和浆细胞浸润。

2.肾动脉纤维肌性发育异常

累及动脉内膜、中层和外膜下区域,其中最常见类型为肾动脉中层的纤维肌性增生,约占65%,右肾动脉较左肾动脉常见和严重。双侧肾动脉均受侵犯是常见的,但常以一侧病变较突出,结果使管壁增厚,管腔狭窄,病变可累及肾动脉的主要分支。

3.肾动脉粥样硬化

某部分血管硬化斑块的阻塞,使肾动脉管腔狭窄而发生高血压,其中约半数进展很快。严重者可以引起动脉腔完全阻塞,其本病以左肾动脉较右侧常见,约30%的患者为双侧性,但以一侧狭窄较严重。

4.高血压机制

肾血管性高血压的病理机制主要与肾动脉狭窄而致血流量减少,或肾动脉压降低,使肾素-血管紧张素增加,继发性醛固酮增多,肾内降压拮抗系统的激肽-前列素等调节功能发生障碍有关。

一般来说,在肾血管性高血压初期,肾素是引起血压增高的主要因素,激肽释放酶-激肽前列腺素系统也受到影响,随即水钠潴留,容量扩张。当肾功能逐渐减退时,分泌肾素及产生各种降压能力也随之减低,加重肾间质顺应性下降,此时,虽然解除了动脉狭窄,高血压的改善也可能不明显。

5.肾实质的变化

在狭窄动脉所供血的区域,由于肾缺血,可致病肾的肾小血管变性、坏死、萎缩和间质纤维化,肾小球玻璃样变性,肾单位萎缩,最后出现肾硬化。健肾早期可出现代偿性增大,但在高血压长期影响下,晚期也出现肾硬化,导致肾衰竭。病肾的肾小球旁器细胞增多,胞浆内颗粒增加,肾小球旁器内肾素前质含量增加,提示肾素增加。

二、临床表现

(一)年龄、性别

起病年龄多<30岁,青年女性较多,或为>50岁。

(二)高血压特点

舒张压升高较明显,>14.7 kPa(110 mmHg),高血压发生突然,或在原有高血压基础上,血压突然升高,较少有高血压家族史。

(三)临床表现

常有头晕、头痛、乏力、盗汗、烦躁易怒等表现。

(四)实验室检查

初期尿常规正常,肾功能多无明显损害变化。

三、诊断与鉴别诊断

肾血管性高血压与原发性高血压(特别是急进性恶性高血压)临床表现酷似,单靠临床表现和监测血压很难鉴别确诊。

(一)诊断

(1)严重高血压:舒张压持续升高≥16.0 kPa(120 mmHg),收缩压持续≥24.0 kPa(180 mmHg)以上者。

(2)年龄性别:年龄<30岁,女性高血压者应考虑全身大动脉炎,年幼儿童应考虑先天性肾动脉狭窄。年龄>50岁者,应考虑动脉粥样硬化。

(3)抗药性高血压:高血压患者对标准降压药治疗无效,或高血压经降压药治疗后,已控制得很好,后来却突然不能控制。

(4)血管杂音:上腹部、四肢部或腹股沟,可有高调的收缩期吹风样杂音。

(5)彩色多普勒检查:对肾血管扫描可观察到肾动静脉内的流速和狭窄情况,肾实质的形态大小回声情况。

(6)双肾动脉造影:仍是肾血管性高血压诊断的金标准,它可以确立狭窄的部位,病变范围,狭窄的程度和引起肾动脉病损的性质。全身大动脉炎多侵犯肾动脉连接主动脉开口处。动脉粥样硬化主要侵犯肾动脉近主动脉端。纤维肌性发育异常多侵犯肾动脉的中断或远端,有时可扩展至肾动脉主要分支,病损呈长的念珠状。

(7)血浆肾素活性测定。

(8)尿常规沉渣检查可见蛋白尿、血尿。当肾功能损害时,肾小球滤过率下降,血肌酐、血尿素氮升高。

(二)鉴别诊断

鉴别诊断需与原发性高血压(急慢性恶性高血压)和肾实质损害继发性高血

压相鉴别。

1.原发性高血压

年龄较大,多数患者舒张压＜16.0 kPa(120 mmHg),收缩压＜24.0 kPa(180 mmHg),无肾脏病史。

2.肾性高血压

有肾脏疾病史,如尿蛋白、尿血、水肿等,晚期多有肾功能不全贫血等。

3.内分泌性高血压

如皮质醇增多症、嗜铬细胞瘤、甲状腺功能亢进等。

四、诊断标准

(1)年龄、性别、发病时间:以往血压正常,而在年龄＜30岁或＞50岁时,突然短时间内发生高血压,尤其是年轻严重高血压者。

(2)严重高血压伴有低钾血症。

(3)药效差:对常用的降压药,对严重高血压疗效差,不能控制的。

(4)彩超检查:双肾形态大小不一致,肾动脉血流受阻,有明显的狭窄部位。

(5)双肾动脉造影:肾动脉主干或分支明显狭窄和阻塞。

(6)尿液检查:尿蛋白、血尿,血尿素氮、肌酐升高,肾小球滤过率下降。

五、治疗

肾血管性高血压的主要治疗目标是控制高血压,以防止高血压继发的靶器官损伤;纠正严重的肾动脉狭窄,以防止肾功能减退;使已受损的肾功能及其他靶器官得到恢复。治疗方法有内科治疗和外科治疗。

(一)内科治疗

本病的用药治疗方法与原发性高血压的治疗基本相同。本病的主要首选药物为 ACEI,从小剂量起始逐渐增加用量。同时可配用利尿剂,或 β 受体拮抗剂、钙通道阻滞剂。ACEI 和 β 受体拮抗剂疗效可靠。高血压能被成功控制率达85%～95%,原因是它们能成功地对抗肾素-血管紧张素的作用并保护肾功能。在应用降压药时,应根据患者的个体差异,血压不能降得过低,以防肾血流灌注不足而导致肾功能严重损害。所以,血压应保持在一定水平。药物治疗也是术前治疗的基础,也可以对轻症患者或不宜、不愿手术治疗的患者采取药物治疗。全身大动脉炎引发肾脏动脉炎受损者,可应用糖皮质激素及细胞毒类药物治疗。

(二)外科治疗

肾血管性高血压的治疗以介入性方法或开放性手术治疗为主,是解除狭窄肾动脉的根本措施。经过多年的临床实践和技术上的完善,介入性方法治疗目前已成为治疗肾血管性高血压的首选方法。一般适用于肾动脉主干或其他主要分支节段性狭窄,管腔狭窄>50%的患者,狭窄处无钙化,需经皮腔内肾动脉支架放置术,此术疗效佳,创伤小,可多次重复实施,并发症少见。

开放性手术治疗限于肾外肾动脉或合并有腹主动脉病变的患者,手术方式的选择需根据病变的部位、性质及患者对手术打击的耐受程度等综合方面考虑。

第六节 缺血性肾病

缺血性肾病是由多种因素引起的双侧肾动脉狭窄或闭塞,或孤立肾肾动脉狭窄导致的严重肾脏血流动力学改变,使肾脏灌流量减少,肾小球滤过率下降,肾功能不全,以及肾实质损害的慢性肾脏疾病。即指慢性缺血作为主要原因和始动因素所引起的肾脏病变,方可认为是缺血性肾病(此主要谈及动脉粥样硬化而引起的缺血)。

随着人口老龄化的进展,以及糖尿病、高血压和动脉粥样硬化患者的增多,缺血性肾病明显增加。缺血性肾病发生率的平均年上升速度已达12%,超过糖尿病肾病的8.3%。此病成为成长最快的终末期肾脏疾病的病因性疾病,老年人中常见此病证。

一、病因病机

(一)病因

由多种原因引起肾脏的大、中、小动脉病变引发的肾脏血管狭窄、阻塞,肾脏血液供应不足,均可导致肾缺血的发生,常见因素如下。

1.动脉粥样硬化

动脉粥样硬化是中老年人缺血性肾病最常见的病因,有相当高的发病率,并且随年龄增大有升高趋势,动脉粥样硬化可限于肾脏动脉本身,占15%~20%,临床上较难诊断,也可同时累及肾动脉、腹主动脉、冠状动脉、脑动脉或四肢动脉等,占80%~85%。

2.动脉狭窄和胆固醇结晶栓塞

动脉狭窄和胆固醇结晶栓塞是中老年缺血性肾病患者的原因之一。

3.高血压

原发性高血压和继发性高血压经治疗未控制者。

4.全身大动脉炎

年轻缺血性肾病患者发生肾动脉狭窄大多是因为多发性动脉炎和纤维肌增生不良,其中全身大动脉炎在我国多见,主动脉瘤、结节性多动脉炎及创伤等相对少见。

5.肾小球病变

肾小球肾炎、肾小血管炎、肾小管间质病变、药物性肾病、慢性间质性肾病、糖尿病肾病、慢性肾盂肾炎等均有缺血因素参与。

(二)病理机制

1.肾脏血液灌注减少

肾脏血流量与肾功能有着十分密切的关系,其中肾脏髓质对缺血非常敏感。当肾动脉狭窄时,肾脏血流灌注逐渐减少,肾内血流重新分配。同时由于代谢的需求及肾小管对溶质再吸收减少等原因,使得氧消耗也减少,从而保证组织包括髓质一定的血液灌注及氧的需要。此时,肾髓质常常处于缺氧边缘状态,一旦出现急性血液灌注的变化,则可发生肾小管坏死。如果当肾动脉狭窄>75%时,肾脏的自动血流调节机制不足以维持肾脏的血液灌注,即开始出现肾小管萎缩。初始肾小管细胞尚有再生的能力,若及时纠正缺血,肾小管结构有恢复的可能;但持续严重的缺血,则将出现肾小球的皱缩和相应肾小管结构的损伤及局部炎症反应。

2.肾素-血管紧张素改变

当肾脏出现低灌注时,肾素-血管紧张素系统被激活,其不仅在肾血管性高血压的形成中起关键作用,而且可直接或间接导致多种病理生理反应,而致肾脏损伤。血管紧张素Ⅱ具有双重作用,它在收缩出球小动脉,提高灌注压维持肾小球滤过率的同时,导致了一系列的病理级联反应,造成进行性肾损害。

(三)病理表现

肾小管上皮细胞剥脱凋亡和灶心坏死,小管萎缩,小管基底膜多层化,局灶性间质性反应或坏死,肾内小动脉中层增厚及玻璃样变,弓形动脉纤维弹性组织变性,胆固醇碎片致动脉局灶梗死。肾小球的改变多继发于小管及血管改变,出现较晚肾小球局灶节段性硬化改变,而逐渐导致肾单位纤维化或斑片状肾皮质瘢痕形成,最后导致整个肾脏萎缩。

二、临床表现

(一)病史

此病常发生于 50 岁以上老年人,常伴有身体其他部位如心、脑、外周血管动脉粥样硬化,30 岁以下女性患者多伴全身大动脉炎及肾动脉狭窄。

(二)血压

高血压病史者,或不伴高血压者。

(三)肾功能

进行性减退,肾小管浓缩功能损害出现早,患者夜尿增多,尿比重下降,肌酐清除率下降,继而出现血清肌酐升高。

(四)常见原发病

糖尿病肾病或原发性及继发性肾小球疾病。

(五)疼痛

常有肾区隐痛或叩击痛。

(六)肾性高血压

当老年患者有动脉粥样硬化性肾动脉狭窄的同时,引起肾血管性高血压时常有以下特点。

血浆肾素-血管紧张素-醛固酮水平增高,患者出现低血钾。对 ACEI 或 ARB 敏感,服药后血压可陡降或突然诱发肾衰竭。

原本稳定的高血压突然变化,甚至迅速进展为恶性高血压,多种抗高血压药物联合治疗无效,呈难治性高血压表现。

患者还可反复发作急性肺水肿,其中部分患者并存冠心病,是导致急性肺水肿因素之一,但部分患者冠状动脉完全正常,故急性肺水肿发病更主要与高肾素性高血压相关。

三、诊断与鉴别诊断

目前无统一的诊断标准。许多缺血性肾病患者,临床症状较隐匿,临床主要依据肾动脉狭窄和慢性肾功能不全同时存在,而作出缺血性肾病的诊断。肾动脉粥样硬化狭窄所致的缺血性肾病的临床表现提示如下。

(一)诊断

1.50 岁以上有以下疾病者

冠心病、高血压、高胆固醇血症、糖尿病、老年性心力衰竭病史、周围血管病变等患者出现不能解释的进行性肾功能不全,伴随轻度尿异常和肾脏大小不对称。

2.并发肺水肿

高血压伴肾功能不全的老年患者反复出现肺水肿、少尿或夜尿增多者。

3.难治性高血压较快出现肾功能不全

表现为难治性高血压者出现较快进行性肾功能不全,应用 ACEI 或 ARB 治疗后,肾功能不全急剧进展,乃至出现肾衰竭。

4.原因不明的肾功能不全

具有全身动脉粥样硬化病的老年患者,出现原因不明的进行性肾功能不全,血肌酐、尿素氮升高者。

5.尿常规沉渣检查

轻微异常,轻度蛋白尿,镜下少量红细胞及管型,夜尿增多,双下肢轻度水肿。

6.B 超检查

彩超检查双肾体积大小不对称,可发现肾动脉主干血流加速及肾内血流阻力指数减低,肾脏回声粗乱,对本病的诊断意义较大。

7.肾动脉造影

肾动脉造影能准确显示肾动脉狭窄部位、范围、程度及侧支循环形成情况,是诊断肾动脉狭窄的金标准。缺点是具有创伤性(而且需用碘造影剂)。

(二)鉴别诊断

应与良性小动脉硬化症及小动脉胆固醇结晶栓塞引起的慢性肾脏缺血性改变相鉴别。

1.良性小动脉硬化症

良性小动脉硬化症有长期的持续的高血压,常有 10 年以上高血压病史。而缺血性肾病可不伴高血压,或仅有短期高血压。良性小动脉硬化与缺血性肾病,临床表现相似,但良性小动脉硬化很少见,双肾大小不对称。肾脏病理改变均显示肾实质缺血改变。良性肾小动脉硬化症患者,肾小动脉硬化十分突出,而缺血性肾病不伴高血压时,肾小动脉硬化可不明显。除上述各点外,有无肾动脉粥样硬化狭窄是两病鉴别的关键。良性小动脉硬化患者,无肾动脉粥样硬化狭窄,缺血性肾病却明显存在。

2.肾小动脉胆固醇结晶栓塞

肾小动脉胆固醇结晶栓塞又称"粥样栓塞性肾病",与缺血性肾病一样,均可由肾动脉硬化引起。血管外科手术或导管插管,诱发管壁粥样硬化斑大量碎裂,胆固醇结晶广泛栓塞肾小动脉时,临床出现急性肾衰竭;而管壁粥样硬化斑反复自发小量破裂,引起肾小动脉多次小范围栓塞时,临床呈现进行性慢性肾衰竭。后者需与缺血性肾病相鉴别。鉴别的要点是在肾穿刺组织的小动脉和肾小球中发现胆固醇结晶。

在此,应该注意的是肾动脉粥样硬化性缺血性肾病,常能与良性小动脉性肾硬化症和胆固醇结晶栓塞同时并存,同时共同致肾脏缺血性损害,加速肾衰竭的进展。

四、诊断标准

(1)顽固性高血压:顽固性高血压应用多种药物不宜控制者。

(2)突发高血压:近期突然发生高血压。

(3)老年患病者:老年冠心病、充血性心力衰竭和周围血管病变者,反复出现肺水肿;原因不明的肾功能不全或在短期内发生肾衰竭者。

(4)服用 ACEI 类药物后出现肾衰竭者。

(5)彩超检查:双肾体积大小不一,或回声粗乱,一侧或两侧肾萎缩者。

(6)尿常规沉渣检查:常有少量白蛋白或红细胞。

目前,临床对年轻患者肾血管性高血压的诊断一般较熟悉,但对老年患者缺血性肾病的诊断较生疏,易误诊漏诊。一般来说,发现老年人肾功能减退超出一般老龄生理性下降速度,肾脏一侧或双侧开始萎缩,但无其他肾脏病证据,无尿沉渣的变化,无明显蛋白尿者,则应高度怀疑是否存在缺血性肾病。诊断肾动脉狭窄的金标准仍然是肾动脉造影。

五、治疗

随着我国人均寿命的延长,营养条件的改善及生活习惯的改变,缺血性肾病在逐年上升,而且预后较差,其病死率较高。由于动脉粥样硬化缺血性肾病进展快,大部分缺血性肾病可转为急慢性肾衰竭,故应采取积极措施抢救残存肾功能,以尽早保护和恢复患者的肾功能,改善患者的生存质量和延期生存率。

治疗措施包括介入治疗、血管重建术和药物治疗。

(一)药物治疗(疗效不理想)

1.降压药物的选用治疗

首先选用钙通道阻滞剂控制高血压,改善肾脏的血流灌注,保护残存肾功能。但肾功能的恶化率仍很高,应慎用或不用 ACEI 类药物和利尿剂物。ACEI 类药物可以加速患肾萎缩,促使纤维化。

2.降脂治疗

如应用辛伐他汀类药物。

3.抗血小板聚集药物

双嘧达莫、阿司匹林等,抗氧化药物如 ATP 等。

4.控制高血糖

对于高血糖患者应严密控制高血糖。

5.中药制剂

活血化瘀类:丹红注射液、苦碟子等。

(二)介入治疗

介入治疗包括经皮腔肾血管成形术及肾动脉支架置入术,此两种介入术已广泛应用于肾动脉粥样硬化狭窄的肾缺血性肾病患者,手术成功率为 90%～100%,为首选治疗方法。但最大的缺点是术后段狭窄发生率为 20%～40%,主要原因为内膜增殖,扩张后的动脉粥样回缩及动脉粥样硬化复发。为此近年来多在经皮腔肾血管成形术后再放置金属血管支架,以减少再狭窄发生,而再狭窄率已降为 10%左右,疗效明显提高。

(三)血管重建术

外科手术血管重建术是指动脉内膜切除术,主-肾动脉旁路移植术(应用自身血管或人工血管)多项统计显示,经手术血管重建后,80%～100%的患者肾功能可得到改善或稳定。

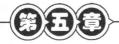

肾脏感染性疾病

第一节　急性肾盂肾炎

急性肾盂肾炎是由各种常见的革兰阴性杆菌或革兰阳性球菌引起的炎症性疾病,它是泌尿系统感染性疾病之一。泌尿系统感染性疾病是内科疾病中最常见的感染性疾病之一。根据受侵犯的部位其分为上泌尿系统感染和下泌尿系统感染。前者包括输尿管炎、肾盂肾炎、肾多发性脓肿和肾周围脓肿;后者常包括膀胱炎和尿道炎。有时当泌尿系统感染后较难准确的界定发病部位,为此,总称尿路感染。

一、病因病机

(一)发病原因

1.尿路梗阻性疾病引发

如结石、肿瘤、前列腺肥大、尿道狭窄、术后输尿管狭窄,神经源性膀胱等引发的排尿不畅,细菌不易被冲洗清除,细菌在梗阻部位大量繁殖生长而引起感染。

2.泌尿系统解剖异常

如膀胱、输尿管反流,输尿管、肾脏、肾盂畸形结构异常,尿液排泄不畅而致感染。

3.妇女易感因素

如妊娠期、月经期、产褥期等,由于妊娠早期黄体酮分泌增加,使肾盂、肾盏、输尿管张力减退,妊娠后期扩大的子宫压迫输尿管,有利于细菌的繁殖。另外,分娩时膀胱受伤更易诱致上行性感染。

4.医源性作用引发

在疾病的诊治过程中,尿路手术器械的应用、膀胱镜检查逆行肾盂造影、妇科检查、留置导尿管等易引起感染。

5.代谢疾病引发

最常见的是糖尿病患者引起的感染。因糖尿病糖代谢紊乱导致血糖浓度升高、白细胞功能缺陷,易于细菌生长繁殖,常易引起感染、肾乳头坏死、肾脓肿、肾盂肾炎。

6.其他因素

尿路感染是老年人的常见病,发病率仅次于呼吸道感染。其原因是老年人的免疫功能低下,抗感染能力下降,特别是伴有全身疾病者,如高血压、糖尿病、长期卧床、营养不良等。更年期女性雌激素分泌降低;老年男性前列腺液分泌减少,因前列腺液有抗菌作用;老年性肾血管硬化;肾及膀胱黏膜相对处于缺血状态,骨盆肌肉松弛,局部黏膜血液循环不良,使尿路黏膜抗病功能下降;老年人生理性口渴感下降,饮水量减少,尿路冲洗作用减弱;老年痴呆者,大小便失常,污染会阴等。

(二)感染途径与发病机制

1.上行性感染

绝大部尿路感染是上行性感染引发的。在正常人中,膀胱以上尿路是无菌的,后尿道也基本上是无菌的,而前尿道是有菌的。尿道黏膜有抵抗细菌侵袭的功能,且有尿液经常冲洗,故在正常情况下一般不会引起感染。当机体抵抗力下降,或外阴不洁、有粪便等感染,致病菌由前尿道通过后尿道、膀胱、输尿管、肾盂,到达肾髓质而引起急性肾盂肾炎。

2.血行感染

细菌从感染灶,如扁桃体炎、牙龈炎、皮肤等感染性疾病,侵入血液循环到肾脏,先在肾皮质引起多发性小脓肿,沿肾小管向下扩展,引起肾盂肾炎。但炎症也可从肾乳头部向上、向下扩散。

3.淋巴道感染

下腹部和盆腔的器官与肾,特别是升结肠与右肾的淋巴管是沟通的。当盆腔器官、阑尾和结肠发生感染时,细菌也可通过淋巴道进入肾脏而引发,但临床少见。

4.直接感染

如果邻近肾脏的器官、组织、外伤或有感染时,细菌直接进入肾脏引发感染。

(三)尿路感染的致病菌

1.细菌性病原体

任何细菌侵入尿路均可引起感染,最常见的致病菌是革兰阴性菌。大肠埃希菌是最常见的致病菌,占 90％以上;也可见于克雷伯杆菌、产气杆菌等;其次是由革兰阳性菌引起,主要是葡萄球菌和链球菌,占 5％～10％;金黄色葡萄球菌较少见;腐生性葡萄球菌的尿路感染,常发生于性生活活跃的女性。妊娠期菌尿的菌种,以大肠埃希菌多见,占 80％以上。

2.真菌性病原体

近年来真菌性尿路感染呈增多趋势,最常见的真菌感染由念珠菌引起。主要与长期应用糖皮质激素及细胞毒类药物和抗生素有关。糖尿病患者和长期留置导尿管者也常见。

3.其他病原体

支原体、衣原体感染,多见于青年女性,一般同时伴有阴道炎。淋菌感染尿道致病也常见。另外,各种病毒也可能导致尿道感染。免疫缺陷患者,除上述病原菌外,尚可能有巨细胞病毒,或疱疹病毒感染。已有证明腺苷病毒是引发学龄期儿童出血性膀胱炎的原因,但对成年人损害较少。

二、临床表现

典型的急性肾盂肾炎起病急骤,临床表现有严重的菌尿、肾系症状和全身症状。常见寒战、高热、腰痛或肋脊角叩痛、尿频尿急尿痛的一组综合征。通常还伴有腹部绞痛、恶心、呕吐等。急性肾盂肾炎年龄多见于 20～40 岁的女性和 50 岁以上的男性,女婴幼儿也常见,男女比约为 1∶10。任何致病菌皆可引起急性肾盂肾炎,但绝大多数为革兰阴性菌,如大肠埃希菌、副大肠埃希菌等,其中以大肠埃希菌为多见,占 60％～70％,球菌主要为葡萄球菌,但较少见。

严重的急性肾盂肾炎可引起革兰阴性杆菌败血症中毒性休克,急性肾乳头坏死和发生急性肾衰竭。或感染性病灶穿破肾包膜引起肾周脓肿,或并发肾盂积液。非复杂急性肾盂肾炎 90％以上可以治愈,而复杂性肾盂肾炎很难彻底治愈,需引起重视。

(一)全身表现

(1)寒战高热:体温多在 38～39 ℃,也可高达 40 ℃,热型不一,一般为弛张热型,也可为间歇热或稽留热,伴有头痛、全身酸痛,热退时有大汗等。

(2)腰痛、腹痛、恶心、呕吐、食欲缺乏:腰痛为酸胀刺痛,腹痛常表现为绞痛,或隐痛不一,多为输尿管炎症刺激向腹股沟反射而致。

(3)泌尿系统症状:尿频、尿急、尿痛症状。

(4)体征:肾区叩击痛、肋脊角压痛等。

(5)严重者出现烦躁不安、意识不清、血压下降、休克等表现。

(二)辅助检查

1.尿常规检查

肉眼观察尿色不清,浑浊,少数患者呈现肉眼血尿,并有腐败气味。40%～60%的患者有镜下血尿。多数患者红细胞 2～10 个/HP,少数患者镜下大量红细胞,常见白细胞或脓细胞,离心沉渣镜下＞5 个/HP。急性期常呈白细胞满视野,若见到白细胞管型则为肾盂肾炎,诊断提供重要依据。尿蛋白可见 24 小时蛋白定量＜1.0 g。

2.尿细菌培养

尿细菌培养是确定尿路感染的重要指标。在有条件的情况下均应做尿细菌定量培养和药敏试验,中段尿培养,菌落数均≥10^2/mL 即可诊断为尿路感染。

3.血常规检查

急性肾盂肾炎白细胞可轻或中度升高,中性粒细胞可增多,并有核左移,红细胞沉降率可增快。急性膀胱炎时,常无上述表现。

4.肾功能测定

急性肾盂肾炎时,偶有一过性尿浓缩功能障碍,治疗后可恢复。在严重感染时,少数患者可见血肌酐升高、尿素氮升高,应引起重视。尿 N-乙酰葡萄糖苷酶和半乳糖苷酶多升高,尿 β_2-微球蛋白多升高,而下尿路感染多正常。

5.影像学检查

(1)B 超检查时急性肾盂肾炎患者的肾脏多表现为不同程度增大或正常,回声粗乱,如有结石、肿瘤、脓肿、畸形、肾盂积脓等均可发现。

(2)静脉肾盂造影、CT、等检查均可发现尿路梗阻或其他肾脏疾病。

三、诊断与鉴别诊断

(一)诊断

各年龄段男女均可发生急性肾盂肾炎,但常见于育龄女性。临床表现有两组症状群:①尿路局部表现,如尿频、尿急、尿痛等尿路刺激症状,多伴有腰痛、肾区压痛或叩击痛,或有各输尿管点压痛。如出现严重的腹痛,并向下腹部或腹股沟放射者,常提示有尿路梗阻伴感染。②全身感染表现,起病多急剧,寒战高热,全身酸痛不适,乏力,热退时大汗,约有 10% 的患者可表现为食欲减退、恶心、呕吐、腹痛或腹泻等消化道症状。如高热持续不退者,常提示有肾脓肿、败血症和中毒性休克的可能。常伴有白细胞计数升高和红细胞沉降率增快,一般无高血压表现,少数患者可因肾功能损害而肌酐升高。尿液外观浑浊,可见脓尿和血尿。但需注意部分患者临床表现与急性膀胱炎非常相似,有条件者应做定位确诊。另外,尿路感染也是小儿常见病。儿童急性感染多以全身症状为主,尿路刺激征随年龄增长逐渐明显。如反复感染者,多伴有泌尿系统解剖结构异常,应认真查找原因。

在经过对症及抗菌治疗后未见好转的患者,应注意做血尿细菌培养。如患者存在真菌的易感因素,尿中白细胞计数增多,而尿细菌培养阴性和/或镜检有真菌者,应确诊真菌感染存在。导尿标本培养菌落计数在 1 000/mL 以上有诊断价值。如导尿标本不离心,每高倍视野找到 1～3 个真菌,菌落计数通常为 $1.5 \times 10^3 / mL$ 以上,其正确性可达到 80%。血培养阳性有重要的诊断价值。血清抗念珠菌抗体的测定有助于诊断。

(二)鉴别诊断

有典型的临床表现及尿细菌学检查阳性者诊断不难。但在不典型的患者易误认为其他系统感染,应与以下疾病相鉴别。

1.其他发热性疾病

急性肾盂肾炎以发热等全身症状较突出者,但尿路的刺激症状不明显,常易与其他感染性疾病相混淆而被误诊,如流行性感冒、疟疾、败血症、伤寒等,如能详细询问病史,注意尿路感染的局部症状及肾区叩击痛,并做尿沉渣和细菌学检查,不难鉴别。

2.腹部器官炎症

部分患者急性肾盂肾炎表现为腹痛、恶心、呕吐、白细胞计数增高等消化道症状,而无尿路感染的局部症状,常易被误诊为急性胃肠炎、急性胆囊炎、阑尾炎、附件炎,但注意询问病史及尿沉渣镜检尿细菌培养不难鉴别。

3.肾结核

以血尿为主而伴有白细胞尿及尿路刺激征,易被误诊为肾结核,应予以排除。肾结核的主要表现以尿路刺激征更为明显,晨尿结核菌培养可阳性,而普通细菌培养阴性;尿沉渣可找到抗酸杆菌;尿结核杆菌 DNA 可阳性,部分患者可有肺、附睾等肾外和低热等表现。但需注意肾结核常与普通菌感染并存,如普通感染经抗生素治疗后,仍残留有尿路感染症状和尿沉渣异常者,应高度注意肾结核的可能性。

4.非细菌性尿道综合征

尿路刺激症状明显,但反复多次尿检及清洁中段尿培养均为阴性,多数患者不发热,体温正常。尿道刺激综合征的病因尚不明确。

四、诊断与鉴别诊断

(一)尿路感染的诊断标准

(1)正规清洁中段尿(要求尿液停留在膀胱中 4 小时以上)细菌定量培养,菌落数≥10^5/mL,2 天内应重复培养 1 次。

(2)参考清洁离心中段尿沉渣检查,白细胞>10 个/HP,或有尿路感染症状者。

(3)或做膀胱穿刺尿培养,如细菌阳性(不论菌落数多少)也可确诊。

(4)做尿培养计算有困难者,可用治疗前清晨清洁中段尿(尿停留在膀胱 4 小时以上)正规方法的离心尿沉渣革兰染色找细菌,如细菌>1/油镜视野,结合临床泌尿系统感染症状也可确诊。

(5)尿细菌数在每毫升 10^4~10^5个者应复查。如仍为每毫升 10^4~10^5个,需结合临床表现来诊断或做膀胱穿刺尿培养来确诊。

(二)急性肾盂肾炎的诊断标准

尿检查阳性者,符合上述尿路感染标准并有下列情况时,可进行诊断。

(1)尿抗体包裹细菌检查阳性者多为肾盂肾炎,阴性者多为膀胱炎。

(2)膀胱灭菌后的尿标本细菌培养结果阳性者为肾盂肾炎,阴性者多为膀胱炎。

(3)参考临床症状:有寒战、发热、体温>38 ℃,或伴有腰痛、腹痛、肾区叩击痛或压痛,尿中有白细胞尿和管型者多为肾盂肾炎。

(4)经治疗后症状已消失,但又复发者多为肾盂肾炎(多在停药后 6 周内);用单剂量抗生素治疗无效,或复发者多为肾盂肾炎。

(三)与慢性肾盂肾炎鉴别诊断

(1)尿路感染病史在 1 年以上,经抗菌治疗效果不佳,多次尿细菌定量培养均阳性或频频发作者,多为慢性肾盂肾炎。

(2)经治疗症状消失后,仍有肾小管功能(尿浓缩功能)减退,能排除其他原因所致的慢性肾盂肾炎。

（3）X线造影证实有肾盂、肾盏变形，肾影不规则，甚至缩小者，或B超检查肾、肾盏回声粗糙不均，或肾略有缩小者为慢性肾盂肾炎的表现。

五、治疗

因急性肾盂肾炎未能得到彻底痊愈或反复发作时，可导致慢性炎症，使肾衰竭日趋严重。为此，对于初发的急性肾盂肾炎或慢性尿路感染急性发作表现为急性肾盂肾炎患者，尽其找出基础原因，如结石、肿瘤、畸形等梗阻病因及感染致病菌，力求彻底治疗。

（一）一般治疗

1.感染急性期

临床症状明显时，以卧床休息为主，尤其在急性肾盂肾炎发热时，更需卧床休息。

2.去除病因

如结石、输尿管狭窄、前列腺肥大、尿反流、畸形等。

3.补充水分

摄入充分的水分，给予易消化又富含维生素的食品。

4.排空尿液

定时排空尿液，减轻膀胱内压力及减少残余尿，减轻膀胱输尿管反流。

5.讲卫生

注意会阴部清洁卫生，定期清洁坐浴，避免上行性感染。

（二）抗生素的应用

由于新的更为有效的抗生素不断问世，治疗尿路感染的效果不断提高。在临床中应合理选择使用以达到疗效最好，不良反应较小的目的，需注意以下原则。

仅治疗有症状的细菌尿，使用抗生素最好行清洁中段尿培养，根据药敏结果选用抗生素。若发病严重，在来不及做尿培养时应选用对革兰阴性杆菌有效的抗菌药物，氨苄西林加氨基苷类加他唑巴坦。轻者可用复方磺胺甲噁唑、喹诺酮类、氨曲南等。在治疗72小时无效者，应按药敏结果用药。由于第一代头孢类如氨苄西林耐药菌球明显增加，故不宜作为治疗尿路感染的一线药物。复方磺胺甲噁唑和喹诺酮类对大多数尿感细菌敏感，可作为首选药物治疗。第三代头孢类如亚胺培南和氨基苷类抗生素可作为复杂性尿路感染的经验用药。氨基苷类抗生素有肾、耳毒性，一般采取单剂注射后，改为其他抗生素口服，可达到保持其疗效而减少不良反应。

联合用药:在病情较轻时,可选用一种药物。因病情危重,或治疗无明显好转(通常24～36小时可好转),若48小时无效,病情难于控制,或有渐进加重时,采用药物或应用两种以上药物联合治疗。在联合用药时应严密检测观察肾功能的变化,年龄、体质和药物的相互作用,严重者取静脉给药和肌内注射为主,轻症者多采用内服给药。抗菌药物的应用通常为2～3周。若尿菌仍为阳性,应治疗4～6周。若积极的治疗后仍持续发热者,应注意肾盂积脓或肾脏肾周脓肿的可能。

第二节　慢性肾盂肾炎

慢性肾盂肾炎是指由细菌感染而引发的肾脏损害和由此产生的疾病。病程常超过6个月,具有独特的肾脏、肾盂病理改变。表现复杂,症状多样。若尿路感染持续反复发作半年以上,呈持续性或间断性菌尿,同时伴有肾小管间质持续性功能和结构的改变,即可诊断为慢性肾盂肾炎。慢性肾盂肾炎如不彻底去除病因和积极治疗,可进一步发展而损伤肾实质,出现肾小球、肾小管间质功能障碍,而致肾衰竭。其所致的肾衰竭占慢性肾衰竭病例总数的2%。

一、病因与病理改变

(一)病因

尿路具有抵抗微生物感染的能力,其中最重要的作用是尿液冲刷的作用。如果这种作用受到影响而减弱,容易引发细菌感染,导致病情难以控制而迁延不愈、反复发作,最终导致肾脏永久性损害。影响减弱尿路抵抗力的因素多为复杂因素,而在尿路无复杂情况下则极少发生慢性肾盂肾炎。

慢性肾盂肾炎多发生于尿路解剖结构异常和异物长期阻塞。功能发生改变情况下,微生物尿路感染者,其细菌性尿感是在尿路解剖异常、异物长期阻塞、功能改变基础上发生的。引发慢性肾盂肾炎的因素有3种:①伴有慢性反流性肾盂肾炎(即反流性肾病);②伴有尿路梗阻的慢性肾盂肾炎(慢性梗阻性肾盂肾炎,如结石、肿瘤、前列腺肥大、输尿管狭窄、尿道狭窄等);③为数极少的特发性慢性肾盂肾炎(即发病原因不明确者)。

(二)病理改变

慢性肾盂肾炎的病理改变除慢性间质性肾炎改变外,同时还有肾盏、肾盂的炎症纤维化及变形。主要有肾盏、肾盂的炎症表现,肾盂扩大,畸形,肾皮质及乳头部有瘢痕形成,肾脏较正常缩小;双侧肾的病变常不对称,肾髓质变形,肾盂、肾盏黏膜及输尿管增厚,严重者肾实质广泛萎缩;光镜下肾小管萎缩及瘢痕形成,间质可有淋巴、单核细胞浸润,急性发作时可有中性粒细胞浸润;肾小球可正常或轻度肾小球周围纤维化,如有长期高血压,则可见肾小球毛细血管硬化,肾小囊内胶原沉着;其中肾盂、肾盏扩张或变形是慢性肾盂肾炎的特征性表现。

二、临床表现与辅助检查

慢性肾盂肾炎临床表现多隐匿,病程较长,缠绵不愈,反复发作。根据临床表现可分为两种类型。

(一)尿路感染表现

多数感染的症状不太明显,但有轻度尿频,排尿不适,腰部轻度隐痛或困重,下腹隐痛不适感,但更为常见的为间歇性、无症状性细菌尿和/或间歇性低热。

(二)慢性间质性肾炎损害表现

如尿浓缩功能减弱出现多尿,夜尿增多,尿比重或渗透压下降,脱水等。由于肾小管重吸收钠的能力下降而致低钠;并发生肾小管性酸中毒和高钾血症;并可有肾性糖尿(血糖不高)和氨基酸尿;当炎症渐进侵犯肾实质时,可出现高血压、水肿、肾功能障碍。各种肾脏疾病的晚期,均可有上述表现。但在慢性肾盂肾炎或反流性肾脏病时,这些表现出现的早,通常在血肌酐为 $200\sim300\ \mu mol/L$ 时已出现。

(三)实验室检查

1.尿检验

尿检验与一般间质性肾炎相同,但可间歇出现真性细菌尿;白细胞尿,或偶见白细胞管型;这是可以与一般间质性肾炎相鉴别的地方。尿细菌培养可能阴性;在急性发作时,与急性肾盂肾炎表现相同,但尿培养多有真性细菌尿。慢性肾盂肾炎尿 β_2-微球蛋白常增高;尿蛋白通常不超过 1.0 g/24 h,少数患者尿蛋白量超过 3.0 g/24 h 者常提示预后不佳或提示非本病的可能。

2.血生化检查

通常肾小管尿浓缩功能减低,可有尿钠、尿钾排出增多,代谢性酸中毒。尿少时血钾常增高,晚期出现肾小球功能障碍,血尿素氮、肌酐增高,肾小球滤过率下降,并导致尿毒症。

(四)影像学检查

1.X 线检查及 CT 检查

两项检查,同时做肾盂静脉造影,诊断价值颇高。可以发现显示局灶的粗糙的皮质瘢痕,伴有邻近的肾盏变钝,或呈鼓槌状变形;肾盂扩大,积水等变形现象;发现瘢痕具有特征性意义。双肾病理变化多不对称。

2.B 超检查

B 超检查有一定的诊断价值,无创伤而操作简便,表现肾皮质变薄,回声粗乱,肾盂、肾盏扩张,肾积水等。彩超检查多表现血流不畅,肾内血管粗细不等,双侧肾大小不等,表面不平。

三、诊断与鉴别诊断

本病常隐匿发病。少数有急性肾盂肾炎既往史,尿路感染的反复发作史,多在 1 年以上。一般多在泌尿系统解剖异常或功能异常基础上发病。各种原因的尿路梗阻或膀胱输尿管反流。如结石、肿瘤、输尿管狭窄、前列腺肥大增生;或放疗等因素引发的尿道狭窄。也可仅有尿路感染的病史,而无细菌学检查的证据。持续性肾小管功能损害,对诊断有参考价值。而影像学的改变是诊断的关键,如肾盂静脉造影、B 超检查,显示局灶粗糙的肾皮质瘢痕,伴有相关肾乳头收缩,肾盏扩张变短。瘢痕常见于上下极,当久治不愈时,可出现夜尿增多、水肿、贫血、高血压及肾功能不全,主要体征有肋脊角压痛或双肾叩击痛等。

(一)诊断

1.反复发作型

该类型为典型的慢性肾盂肾炎,患者经常反复发生尿路刺激症状,伴有菌尿、白细胞尿,常有间歇性低热和中等热,肾区钝痛,诊断多不困难。

2.长期低热型

患者无尿路刺激症状,仅有较长时间低热、头晕、疲乏无力、体重减轻、食欲减退等一般症状,易误诊为神经性低热、结核病或其他慢性感染性疾病。

3.血尿型

少数患者以反复发作性血尿为特征,尿色略红而浑浊,多伴有腰脊酸痛,有轻度的尿路刺激症状,血尿可自行缓解。

4.无症状性菌尿(也称隐匿型菌尿)

患者既无全身症状,又无尿路刺激症状,而尿中常有多量的细菌,少量白细胞,偶见白细胞管型,此型多见于妊娠妇女及女孩。

5.高血压型

患者既往可有尿路刺激感染的病史。但临床表现是以头昏、头痛及疲乏为特征的高血压症状;或偶尔检查发现有高血压;而无尿路刺激症状,可间歇性菌尿。因此极易误诊为特发性高血压病。

本病是急进型高血压的基础病之一,当遇有青壮年妇女患高血压者,应考虑到慢性肾盂肾炎的可能,患者可伴有蛋白尿和贫血,肾小球滤过率降低。

(二)鉴别诊断

有典型的临床表现及尿细菌学检查阳性者,诊断不难。但在不典型的病例中,易误诊为其他疾病。诊断和漏诊的原因主要是对本病的临床表现多样化认识不够,对本病的流行病学及易感因素注意不够,以及未及时的做影像学检查及实验室检查有关。主要应与以下疾病相鉴别。

1.非细菌性尿道综合征

患者有尿频、尿急、尿痛等排尿困难的症状,少数伴有下腹隐痛不适,但尿常规检验多无明显变化。尿培养多阳性,或菌落计数多为每毫升<10⁴ 个,又称尿频-排尿困难综合征,也称症状性无菌尿、急性尿道综合征。

2.肾结核

如尿道刺激症状逐渐加重时,伴有低热、盗汗,应考虑肾结核。同时肾结核多伴有生殖器结核,如附睾和睾丸,或有其他系统结核病史者。而且血尿多与尿路刺激同时出现。而膀胱炎时,血尿为"终末血尿"。尿结核菌阳性,影像学检查多有帮助。

3.慢性肾小球肾炎

本病无尿路刺激症状,无白细胞管型,或白细胞、尿菌阴性,尿蛋白含量多,常>1.0 g/24 h,肾小球功能损害较明显。

4.慢性肾盂肾炎的急性发作与急性肾盂肾炎

慢性肾盂肾炎急性发作,常有慢性肾盂肾炎的病史。而急性肾盂肾炎无慢性病史,常急骤发作,不难鉴别。

四、诊断标准

(1)尿路感染病史 1 年以上,而且经常反复发作。

（2）持续性细菌尿，尿白细胞或白细胞管型。

（3）X线造影或B超证实，有肾盂变形，肾影不规则，瘢痕形成，回声粗糙不均，双肾形态不一致。

（4）经治疗症状消失后，仍有肾小管浓缩功能减退者，夜尿多，尿比重下降，肾小球滤过率下降。

五、治疗

对本病的治疗目的为纠正尿路异常或反流，控制感染，防止肾功能进一步恶化。选择对细菌敏感、毒性较小的抗生素，疗程要长，避免使用具有肾毒性药物。

（一）一般治疗

注意个人卫生，保持会阴清洁；摄入充足的水分，避免便秘；定期排空膀胱尿液，睡前排空膀胱以减轻膀胱内压及减少残余尿。注意休息，防过度疲劳；适当参加劳作和运动。

（二）去除诱因

因本病迁延不愈，具有复杂因素，因此要注意复杂因素的存在，如结石、输尿管反流、输尿管狭窄、尿道狭窄、前列腺增大和耐药细菌的存在等。此类因素应寻求外科治疗，只有去除了复杂因素，尿路感染才易控制痊愈。

（三）抗生素治疗

选择抗生素时，最好先用清洁中段尿细菌培养后做药敏试验，选择对细菌敏感的抗生素。如果需在培养结果前应用抗生素，需选择广谱抗生素和耐敏的抗生素，如氨苄西林、氨基苷类、他唑巴坦、复方磺胺甲噁唑等，疗程为4～6周，以免复发。

（四）控制高血压

应引起重视的是慢性肾盂肾炎患者常引起高血压，而高血压又可进一步加重肾损害，因此，应严密控制高血压，尽量把血压控制在17.3/10.7 kPa（130/80 mmHg），可有效保护靶器官。

（五）对症治疗

控制清除体内感染病灶，如前列腺炎、慢性妇科炎症；对肾功能不全者，按肾功能不全进行治疗。注意维持体内水、电解质和酸碱平衡。

第三节　肾　结　核

肾结核是由结核杆菌引起的慢性、进行性、破坏性的肾脏感染性病变。肾结核是全身结核的一部分,绝大多数继发于肺结核。原发病灶多在肺部,其次为肠、骨关节和淋巴结,其感染传播途径主要是体内结核病灶中的结核菌播散至肾脏,属继发性结核。肾结核往往在肺结核发生或恢复多年后,才出现肾结核临床症状。肾结核占肺外结核的 $8\%\sim20\%$。

一、概述

(一)感染途径

肾结核的病原体是结核分枝杆菌,感染途径包括血源性感染、淋巴管播散和直接蔓延,尿液上行性达到肾脏。其中血行感染是公认的最主要的途径。原发病灶几乎都在肾脏,其次为附睾、女性生殖器附件、淋巴、骨关节等,偶见继发于腹膜和全身粟粒性结核。

(二)发病机制

原发性的病灶结核杆菌经过血行感染等途径进入肾脏,主要在肾小球的毛细血管丛中形成多发性结核病灶,几乎都在肾皮质。常无症状,不易发觉,多数可自愈,此属肾皮质病理性结核。如果机体免疫力较强时,双侧肾皮质结核可完全自愈,不会发展为临床结核。

当机体免疫功能下降时,病灶不愈合,随之结核杆菌经肾血管侵犯肾髓质,则多为单侧发生。如病变未得到控制而进行性发展,可致肾乳头溃破、坏死,病变蔓延至肾盏,形成空洞性溃疡。病变可随尿液直接向下蔓延,可直接引发输尿管、膀胱结核。随淋巴管或肾盂播散,可累及全肾,有时病灶可发生纤维化、钙化,可引起肾小盏颈部瘢痕狭窄,使肾盏形成闭合性脓腔,使病变加速发展,成为无功能脓肾。病变直接扩展至肾同时,可发生肾周围寒性脓肿。肾结核灶的钙化多呈散在性结核灶,也可使全肾成为弥漫性钙化肾。

当输尿管狭窄时,可引起尿流梗阻,而发生肾盂积水或积脓。膀胱结核可引起黏膜小溃疡和结节,肌层纤维化可引起膀胱容量减少,如膀胱三角区病变严重时,可使输尿管口狭窄或闭锁。尿道也可因结核发生狭窄,排尿困难。

二、临床表现

肾结核发病多隐匿,潜伏期可达 20 年之久,病变过程非常缓慢,病变主要在肾脏。但病肾本身症状并不多见,多数都表现为尿频、尿急、尿痛的下尿道刺激症状。由于双肾病灶发展不同步,故临床上 90％的患者表现为单侧肾结核。

肾结核多在肺结核发生或恢复多年后才出现症状。由于耐药结核菌的产生与扩展,再加上抗结核药物易引发肝肾损害等不良反应,部分患者不能坚持长疗程治疗,所以肾结核目前较为常见。

肾结核好发于成年人,多见于青壮年,男性稍多于女性,但幼年和老年也可发生。肾结核的临床表现与病变侵犯的部位及组织损害的程度不同而不同。病变的初期,病灶局限,仅在尿检时有异常变化。尿镜检白细胞、红细胞增多,尿中可找到结核杆菌,当侵犯输尿管、膀胱、尿道时,则有一系列症状出现,其主要表现有以下几点。

(一)全身症状及体征

由于肾结核是全身结核传播其中的一个部位,为此当结核进展严重而典型时,即可出现结核病变的全身表现。如乏力、盗汗或自汗、低热、食欲缺乏、消瘦、精神不佳等。

肾结核进展严重时可出现脓肾,肾脏体积增大而致腰部疼痛,肾区压痛,叩击痛,肾区包块、肿胀等。

(二)尿道刺激症状

当病变蔓延到下尿路,膀胱尿道黏膜出现结核性炎症时,可出现尿频、尿急、尿痛、脓尿、血尿、耻骨弓上或下腹部隐痛、灼烧等不适感。上述刺激症状是肾结核、膀胱结核最主要也是最早出现的临床症状。

(三)血尿

血尿是肾结核第 2 个主要症状,发生率为 70％～80％。少数患者可出现肉眼血尿,多数为镜下血尿、全程血尿和终末血尿交替出现,常与尿路刺激症状等同时出现。

(四)脓尿

脓尿的发生率为 20％～30％。由于局部组织的破坏,干酪样坏死组织随尿路下行而致尿液浑浊不清,尿常规可见大量脓细胞。

(五)其他

肾结核如果是继发于其他系统部位者,可出现其他系统结核病证的表现,如淋巴结肿大、溃破、窦道形成,骨结核的冷脓肿,男性生殖系统结核的附睾、睾丸肿痛或结节,肺结核的胸痛、咳嗽、咯血、盗汗等症状。

三、辅助检查

(一)尿液检查

1.尿液常规检查

新鲜尿液呈酸性是肾结核尿液的特点,含有少量蛋白(±～＋),大多数患者可有镜下血尿和脓尿,但是在发生混合性感染时,尿液可呈碱性反应。镜下可见大量白细胞。

2.尿沉渣抗酸杆菌检查

留清晨第一次尿或留 24 小时尿做直接涂片,抗酸染色后做抗酸杆菌检查,阳性率可达50％～70％。但应注意由于肾结核杆菌常呈间断少量从尿中排出,为此应多次反复检查。其次约有 12％的假阳性,主要因包皮垢杆菌、非典型分枝杆菌污染尿液而导致假阳性,故不能依靠一次阳性结果确立诊断。故阳性结果仅有参考意义,不能作为确诊依据。

3.尿结核杆菌培养

尿结核杆菌培养对肾结核的诊断有决定性作用,其阳性率可达 90％以上。由于肾脏排菌是间断性的,所以应连续培养 3 次以上;再则尿结核杆菌培养应在抗菌治疗前进行培养,时间过长,需 1～2 个月才能得到结果,操作较难。

4.尿结核菌动物接种检查

进行豚鼠接种,其结果诊断价值极高,可作为诊断依据,其阳性率高达 90％以上,需 2 个月得出结果,时间长。

(二)血液检查

1.红细胞沉降率检查

因肾结核是一种慢性消耗疾病,红细胞沉降率常增快,无特异性,是检查有无结核的一种常用筛选方法,有参考价值,即使红细胞沉降率正常也不能排除结核存在。

2.肾功能检查

血尿素氮、肌酐、尿酸测定。在单侧肾脏患有结核,而另一侧肾正常时,肾功能可代偿,检查肾功能正常。当累及双肾病变较严重时,上述项目常增高。肾功能检查虽说不是肾结核的直接诊断依据,但对治疗和预后和严重程度有非常重要价值,故需做常规检查。

3.血结核菌抗体检测(PPD-IgG)

阳性者表示有过结核菌感染。

4.分枝杆菌抗体检测

在结核活动期,结核病患者呈阳性。

(三)影像学检查

1.胸部 X 线检查

X 线片可发现肺有结核陈旧性病灶。

2.腹部 X 线检查

X 线片可见肾外形增大,或呈分叶状,晚期可缩小,钙化。4.5%～31%可显示肾结核特征性改变,片状、云絮状或斑块状钙化灶,分布不规则,不定型,常表现局限于一侧肾脏。若钙化遍及结核肾全部时,甚至输尿管时,即形成所谓的"自截肾"。早期诊断价值不大,约 40%无异常 X 线表现。

3.B 超检查

由于肾脏病理改变结构不同,所以轻中重度损害者图像表现各异。

(1)囊肿型:肾包膜很不规则,肾实质和肾窦区有一个或多个大小不等的无回声区,边缘不规则,内有云雾状光点回声,囊壁厚薄不均,甚至呈锯齿状,囊内壁有不均的斑片状强回声。

(2)积水型:肾包膜不规则,肾盂肾盏扩张,其内为无回声区,如同肾积水。但积水型肾结核内壁多呈粗糙不整,边缘回声增强。可见输尿管受累、增粗、僵硬,管腔狭窄,管壁增厚、粗糙,回声增强。

(3)积脓型:肾轮廓明显增大,包膜欠光滑,局部凹凸不平,皮质肿胀,回声低,肾盂、肾盏明显扩张,边界模糊,其内弥漫分布云雾状细光点,或粗大斑片状回声。

(4)炎症萎缩型:肾脏明显缩小,包膜不规则,皮髓质分界不清,回声粗糙混乱,多为单侧肾脏病变,如为双侧病理表现大小变形,回声多有异差。可与慢性肾衰竭的肾形变化相鉴别。

(5)钙化型:肾包膜不规则,皮质区可见多个大小不等、形态不规则的团块,与斑片状强回声。

(6)混合型:肾脏大小不等表示不光滑,肾实质内回声粗乱,可见多个无回声区及斑片状强回声,肾盂、肾盏分离可伴输尿管扩张。目前由于超声检查技术的提高,超声检查因此属于一种无创伤、简便易行、较准确的诊断方法。

4.膀胱镜检查

此项检查是诊断泌尿系统结核重要诊断方法。在膀胱镜的直观下,可以发现膀胱内典型结核,黏膜被破坏的改变而确立诊断。同时又可取病理组织进行病理检查和细菌培养。再则,又可通过膀胱镜两侧输尿管插管做逆行造影,以确诊双侧输尿管肾盂的病理改变情况和严重程度。在行膀胱镜检查时,有严重的膀胱刺激征时和膀胱过于缩小,容量过于少时不宜做此项检查。

5.静脉肾盂造影(IVP)

通过此项检查,可以发现肾脏的病理改变和肾功能情况。在肾实质有明显病理改变时,IVP 可在 $63\%\sim90\%$ 的病例中发现异常改变。最先出现肾盏变钝,肾乳头和肾小盏的病变为杯口模糊,毛糙不整,如虫蚀样变,瘢痕形成,使肾小盏变形、缩小或消失。肾乳头空洞,干酪样病灶,可有散在钙化影。肾集合系统狭窄,皮质瘢痕和充盈缺损等。晚期可见整个肾钙化(自截肾),多个肾盏不显影或大空洞。如果全肾被破坏形成脓肾,肾功能丧失时,造影检查患肾不可显影。如输尿管被结核破坏时,可呈管壁不规则,管腔粗细不匀,狭窄而失去正常的弯曲度和弹性而呈现串珠样特征性改变。当 IVP 发现空洞形成和尿路狭窄时,是诊断肾结核强有力的证据,可与肾结石、肾瘤、单纯性肾积水、反流性肾病相鉴别。

6.CT 检查

肾脏 CT 检查是诊断肾结核的一项重要手段。其简便易行,又无创伤,并可与其他肾脏病相鉴别。CT 诊断肾结核可以清晰地观察到扩大的肾盏、肾盂、空洞、钙化、纤维化、管壁增厚的肾盂及输尿管,并可观察到肾的大小和肾实质的厚度和结核的破坏程度,了解肾周围组织结构变化,有助于肿瘤、结石、畸形等疾病的鉴别诊断。

四、诊断

肾结核发病多隐匿,常易被医患忽视,除详细追访病史、接触史、家族史及临床理学检查外,应做进一步检验室及光学检查,一般确诊并不难。

(1)慢性膀胱刺激症状渐渐加重,经抗生素治疗效果不佳。

(2)血尿普通细菌多次培养阴性者。

(3)有肾外结核,尿检查有血尿者;男性附睾、精囊、前列腺发现有硬结者。

（4）有低热、肾区隐痛、压痛、叩击痛者。

五、鉴别诊断

需与肾肿瘤、尿路结石、尿路畸形等合并感染相鉴别，与慢性肾盂肾炎鉴别诊断。

六、诊断标准

（1）多发生于 20～40 岁，伴进行性尿频、尿急、尿痛、脓尿、血尿，严重者可导致尿失禁。

（2）尿常规检查呈酸性尿，有少量白蛋白，有红细胞或脓细胞，普通细菌培养阴性。

（3）24 小时尿沉渣可找到抗酸杆菌。

（4）膀胱镜检查可见一侧输尿管口附近黏膜充血，或有结核结节、溃疡，严重者可有膀胱黏膜广泛充血，结构不清。

（5）肾盂造影检查可见肾盏边缘如虫状或空洞形成，晚期患侧可不显影，对侧肾和输尿管有积水现象。

（6）可伴有生殖系结核，或并存有其他器官结核。有不明原因的血尿或脓尿，有膀胱刺激症状者，在除外引起膀胱炎的明显原因后，应考虑肾结核的可能。

（7）B超、CT 检查，有扩大的肾盏、肾盂、空洞钙化及肾实质等的变化。

（8）尿培养结核杆菌：如在使用抗结核药前反复送尿培养阳性者。

七、治疗

对于肾结核的治疗，需要重视对患者的全身整体综合调治，和局部病变情况相结合的全面考虑，以选择最合理的治疗方案，持续长疗程彻底治疗。

（一）一般治疗

以休息为主，适当地运动锻炼，加强营养食品的摄入，保持心情舒畅乐观态度。

（二）抗结核化学药物治疗（简称化疗）

药物治疗的原则，早期联合用药适量、规律、疗程要长，或在全疗程中使用药敏感的药物，彻底治疗。最常见的治疗失败的原因是未有按规律用药而治疗不充分。

1.抗结核药物治疗指征

(1)临床前期肾结核。

(2)局限在一组大肾盏以内的单侧或双侧肾结核。

(3)孤立肾肾结核。

(4)伴有其他部位的活动性结核。

(5)双侧肾结核不宜手术者。

(6)肾结核伴有其部位严重疾病不宜手术者。

(7)手术前后的治疗。

2.抗结核药的选择

首选第一线、第二线药物。而三线药物只有在一、二线药物无效或产生耐药时才考虑应用。目前认为异烟肼、利福平、吡嗪酰胺、链霉素是抗结核要点第一线药物。常用抗结核药物介绍如下。

(1)异烟肼:抑制结核菌 DNA 的合成,杀菌力强,不良反应小,吸收快,70%从肾脏排出,常用每天剂量 300 mg,一次口服。偶见周围神经炎,可加服维生素 B_6,无周围神经反应时不必用,因其可减低异烟肼的疗效。一般疗程为6～12 个月。

(2)利福平:是利福霉素半合成衍生物,为广谱抗生素,作用机制为抑制菌体RNA 聚合酶,常与异烟肼联合应用,每天用量为 450～600 mg,一次口服。偶有消化道反应,短暂性肝功能损害,血小板减少和间质性肾炎。

(3)吡嗪酰胺:能杀灭巨噬细胞内酸性环境中的结核杆菌,每天剂量为 1.5 g,分 3 次口服。不良反应可见肝损害而出现黄疸和转氨酶升高,偶见高尿酸血症、关节痛、胃肠不适反应。

(4)链霉素:为广谱氨基苷类抗生素,有杀灭结核杆菌作用。能干扰结核菌酶活性,阻碍其蛋白合成。在尿 pH 在 7～7.8 时作用最强,pH<6.0 时作用明显减弱。如同时服用碳酸氢钠碱化尿液,可增强其疗效。每天肌内注射 1.0 g,如伴有肾功能减退者或 50 岁以上患者,可每天注射 0.5～0.75 g。不良反应有口麻,使用中可渐渐消失。主要的不良反应可致听神经损伤而出现耳鸣、耳聋,肾功能严重损害者忌用。其他氨基苷类抗生素如卡那霉素、卷曲霉素等虽有抗结核作用,但效果不如链霉素。

(5)乙胺丁醇:对结核杆菌有抑菌作用,与其他抗结核药联用时,可减少其他药物的耐菌作用。该药吸收及组织渗透性较好,每天剂量为 25 mg/kg,一次口服,8 周后改为 15 mg/kg,不良反应小,剂量过大时可引起球后视神经炎、视力减退、视野缩小、中心盲点等,停药后可恢复。

(6)对氨基水杨酸钠:为抑菌药,能加强链霉素、异烟肼抗结核菌作用。用量为每天 8～12 g,分 3～4 次口服。不良反应为胃肠道不适、恶心、呕吐、腹泻等,餐后服用可减少反应,也可每天 12 g 加入 5% 葡萄糖 500 mL 静脉滴注。

(三)外科治疗

虽然抗结核药物治疗肾结核可使绝大部分肾结核患者完全治愈,但仍有少部分患者化疗仍不奏效,仍需外科治疗,如进行全肾切除术、肾部分切除术及肾病灶清除术。

慢性肾衰竭

第一节　慢性肾衰竭概述

慢性肾衰竭是指发生在各种慢性肾脏疾病后期的一种临床综合征。它是由原发性肾脏疾病或继发性肾脏疾病引起的肾脏进行性损伤和肾功能的逐渐恶化,当肾脏功能损害发展到不能维持机体的内环境稳定时,便会导致体内毒性代谢产物的蓄积,水、电解质、酸碱平衡紊乱以及某些内分泌功能的异常。欧美报道每年每 100 万人群中有 60～70 人进入此期。有人统计我国每年每 1 万人口中约有 1 人发生慢性肾衰竭。

各种原因引起的慢性肾脏结构和功能障碍(肾脏损伤病史＞3 个月),包括肾小球滤过率(GFR)正常和不正常的病理损伤、血液或尿液成分异常,及影像学检查异常,或不明原因的 GFR 下降(GFR＜60 mL/min)超过 3 个月,称为慢性肾脏病(chronic kidney diseases,CKD)。而广义的慢性肾衰竭则是指慢性肾脏病引起的肾小球滤过率(GFR)下降及与此相关的代谢紊乱和临床症状组成的综合征。

一、慢性肾衰竭发病机制

慢性肾衰竭的发病机制较为复杂,如各种致肾脏损害的病因,不论原发的还是继发的,都属于免疫性损害或非免疫性损害,一旦造成肾脏的慢性损伤后,其功能状况常以不同速度进展、恶化,直至终末期肾衰竭。临床上,不同病因的肾脏疾病,当其肾功能失代偿以后,发展成慢性肾衰竭的速度略有差异,但总的趋势无差异。一般认为,糖尿病肾病时间最短,肾小球肾炎次之,慢性肾盂肾炎又次之。近十余年来,对其进展过程的认识,基础理论的研究和临床上对其防治的不懈努力,取得了可喜的进步,近年来,关于某些细胞因子和生长因子在慢性肾衰竭进展中的作用,也有新的认识。归纳如下。

(一)健存肾单位学说

Bricker 等提出,慢性肾衰竭时,由各种肾实质疾病导致相当数量肾单位破坏,余下的健存肾单位为了代偿,必须增加工作量,以维持机体正常的需要。因而每一个肾单位发生代偿性肥大,以便增强肾小球滤过功能和肾小管处理滤液的功能。但如肾实质疾病的破坏继续进行,健存肾单位越来越少,终于到了即使倾尽全力,也不能达到人体代谢的最低要求时,就发生肾衰竭。

(二)矫枉失衡学说

该学说是由 Bricker 提出的,是对健存肾单位学说的进一步补充。即在慢性肾功能不全时,机体出现了代谢废物的潴留,机体为了矫正它,就要做相应的调整(即矫枉),但在调整过程中,却不可避免地要付出一定代价,因而发生新的失衡,使人体蒙受新的损害。如尿毒症时甲状旁腺功能亢进和高甲状旁腺素(PTH)血症:当健存肾单位有所减少,余下的每个肾单位排出磷的量代偿地增加,从整个肾来说,其排出磷的总量仍可基本正常,故血磷正常。但当后来健存肾单位减少至不能代偿时,血磷仍升高。人体为了矫正磷的潴留,甲状旁腺功能亢进,以促进肾排磷,这时高磷血症虽有所改善,但甲状旁腺功能亢进却引起了其他症状,如由于溶骨作用而发生广泛的纤维性骨炎及神经系统毒性作用等,给予人体造成新的损害,这就是矫枉失衡学说。

(三)肾小球高滤过学说

该学说是 Brenner 等学者提出的,他们认为肾小球的高灌注、高血压和高滤过等代偿性变化是导致肾小球硬化和残余肾单位进行性毁损的重要原因。由于大量的肾单位破坏,余下的每个肾单位代谢废物的排泄负荷增加,因而代偿地发生肾小球毛细血管的高灌注、高压力和高滤过。而上述肾小球内"三高"可引起:①肾小球上皮细胞足突融合,系膜细胞和基质显著增生,肾小球肥大,继而发生硬化;②肾小球内皮细胞损伤,诱发血小板聚集,导致微血栓形成,损害肾小球而促进硬化;③肾小球通透性增加,使蛋白尿增加而损伤肾小管间质。上述过程不断进行,形成恶性循环,使肾功能不断恶化,这种恶性循环是一切慢性肾脏病发展至尿毒症的共同途径,而与肾实质疾病的破坏继续进行是两回事。本学说认为肾小球高滤过是促使肾功能恶化的重要原因。但该学说仍不够完善,因为有些慢性肾衰竭动物模型未证实高滤过的作用,该学说也未提及小管-间质损害在慢性肾衰竭进展中的作用。

(四)肾小管高代谢学说

慢性肾衰竭时,健存肾单位的肾小管呈代偿性高代谢状态,耗氧量增加,氧自由基产生增多,自由基清除剂(如还原性谷胱甘肽)生成减少以及肾小管细胞产生铵显著增加,可引起肾小管损害、间质炎症及纤维化,以致肾单位功能丧失。现已明确,慢性肾衰竭的进展和肾小管间质损害的严重程度密切相关。

(五)脂代谢紊乱学说

继发性高脂血症是慢性肾衰竭的常见并发症之一,关于高脂血症,脂质代谢紊乱在动脉粥样硬化中的作用已为人们所熟知。近年有研究发现,有些肾小球进行性硬化与高灌注高滤过无关,而某些非血流动力学因素,具有重要意义,其中脂质代谢异常可能是重要机制之一。实验证明,极低密度脂蛋白(VLDL)和低密度脂蛋白(LDL)能与 GBM 的多价阴离子的糖胺聚糖结合,使 GBM 上的负电荷减少,从而损伤肾小球基膜的电荷屏障,使其对脂蛋白的通透性增加,导致系膜细胞增生和系膜基质增加,促进肾小球的硬化。由于脂代谢紊乱可使血小板聚集功能增强,血栓素增高,还可使某些免疫细胞活性增强,致肾小球系膜增生,因而可加速肾小球硬化的进程。脂质过氧化还可使氧自由基生成增多,损害小管和间质细胞。

(六)尿毒症毒素学说

目前已知,随着慢性肾衰竭病情的不断恶化,患者体内毒性代谢产物不断蓄积。至尿毒症期,患者血浆中毒性代谢产物浓度的高低与患者病情轻重程度有相关性,尤其通过近半个世纪来,对尿毒症患者透析疗法的深入研究和探索,进一步证实尿毒症患者的发生虽然与多种因素有关,不可能用一种或一组"毒性"物质在体内的蓄积来解释尿毒症全貌,但是,在临床实践中,用不同的透析方法使患者血浆中某种或某些毒性物质清除后,患者的临床症状得以缓解,故也足以说明尿毒症患者病情变化与该类毒性物质的浓度密切相关。

目前已知尿毒症患者体液内有 200 多种物质的浓度比正常增高,一般人认为可能具有尿毒症毒性作用的物质有 30 余种,凡被认为是尿毒症毒素的物质,必须具备下述条件:①尿毒症患者体液内的该物质必须能进行化学鉴定及定量测定;②该物质的浓度必须比正常增高;③高浓度的该物质与特异性的尿毒症的症状有关;④动物试验或体外试验证实该物质在其浓度与尿毒症患者体液内浓度相似时可出现类似毒性作用。

尿毒症毒性物质一般分为小分子毒性物质(相对分子质量<500)、中分子毒性物质(相对分子质量500～5 000)和大分子毒性物质(相对分子质量>5 000)3类。

1.小分子毒性物质

小分子毒性物质以尿素、胍类、酚类和胺类为主。目前,在临床实际工作中,仍以测定血浆尿素氮(BUN)和血清肌酐(Scr)浓度作为小分子毒素的指标。当该类物质在体内浓度升高时,可引起乏力、头痛、厌食、恶心、呕吐、贫血、皮肤瘙痒、嗜睡和出血倾向,并可使糖耐量降低。如经中西医结合治疗或透析治疗后,上述毒素浓度降低,症状常可减轻或消失。大量研究表明,尿素为尿毒症的毒性物质之一。动物体外实验发现,高浓度的尿素可抑制酶的活力,从而影响代谢过程,并可使胍基琥珀酸的合成率增加。

2.中分子毒性物质

中分子毒性物质是指一组相对分子质量为500～5 000的化学物质。有学者认为中分子毒性物质与尿毒症发病机制有密切关系的学说,即中分子学说。中分子毒性物质可能包括:①高浓度正常代谢产物;②结构正常,浓度增高的激素;③细胞代谢紊乱产生的多肽;④细胞或细菌裂解产物。

据报道,高浓度的中分子毒性物质可引起周围神经病变、尿毒症脑病、红细胞生成抑制、胰岛素活性受抑、脂蛋白脂酶活性抑制、抗体生成抑制、血小板功能损害、细胞免疫功能低下、性功能障碍及外分泌腺萎缩等。由于腹膜对中分子物质清除率高于一般人工透析膜,因而腹膜透析患者神经系统病变较轻。

3.大分子毒性物质

正常肾脏可以降解和清除多种多肽和小分子蛋白质,这种作用主要在近曲小管完成。慢性肾衰竭时,肾脏清除这些"大分子物质"(相对分子质量5 000～50 000)的能力下降,因而体液中浓度升高。这些"大分子物质",主要是内分泌激素,如生长激素、甲状旁腺激素(PTH)、促皮质激素(ACTH)、胰岛素、胰高血糖素、胃泌素、肾素等。还有,若干种低分子蛋白质,如核糖核酸酶,β_2-微球蛋白、溶菌酶、β_2糖蛋白等。当这些物质在体内浓度升高时,均可能有"毒性"作用。

综上所述,肾小球本身损害,基本上不属于尿毒症"毒素"所致,但慢性肾衰竭发展成尿毒症,毒性物质在体内积聚,是构成尿毒症症状和机体损害的主要原因。

(七)其他

有些学者认为慢性肾衰竭的进行性恶化机制与下述有关。

(1)在肾小球内"三高"情况下,肾组织内血管紧张Ⅱ水平增高,转化生长因子β等生长因子表达增加,导致细胞外基质增多,而造成肾小球硬化。

(2)过多蛋白从肾小球滤出,会引起肾小球高滤过,而且近曲小管细胞通过胞饮作用将蛋白吸收后,可引起肾小管和间质的损害,导致肾单位丧失。

二、慢性肾衰竭基础疾病及其诊治

(一)常见基础疾病的发病率

慢性肾脏病的防治已经成为世界各国所面临的重要公共卫生问题之一。据有关发达国家统计,近30余年来,慢性肾病的患病率有上升趋势。据有关统计,美国成人(总数约2亿)慢性肾脏病的患病率已高达10.9%,慢性肾衰竭的患病率为7.6%。据我国部分地区报道,慢性肾脏病的患病率为8%~10%,其确切患病率尚待进一步调查。近20年来慢性肾衰竭在人类主要死亡原因中占第五位至第九位,是人类生存的重要威胁之一。

引起慢性肾衰竭的病因是多种多样的,但在原发性疾病中以慢性肾小球肾炎与间质性肾炎为最多,继发性肾脏疾病中以糖尿病肾病为最多。

近年国外不少学者认为,最常见的病因顺序依次为糖尿病肾病、高血压肾病、肾小球肾炎、多囊肾等,而我国最常见的病因顺序则为原发性慢性肾炎、梗阻性肾病、糖尿病肾病、狼疮肾炎、高血压肾病、多囊肾等。

(二)基础疾病的诊断和诊断思路

在临床诊断中,根据患者有明确引起肾脏损害的原发性或继发性疾病伴有尿检异常(蛋白、管型、红细胞或白细胞等)、肾功能改变(如BUN、Scr升高,Ccr降低等)及结合上述慢性肾衰竭的常见症状,诊断慢性肾衰竭通常不难。有些既往史不明,一开始就是以严重尿毒症的症候来求医,则需要和急性肾衰竭鉴别。还有由于主客观因素的影响、医疗技术及设备条件的限制及对慢性肾衰竭诊治经验不足等因素致使少数慢性肾衰竭患者误诊或漏诊,以致患者长期得不到正确的诊断及治疗。有以下几种情况需注意。

(1)病史:以往有无慢性肾脏病或可能影响到肾脏的全身疾病病史;有无导致急性肾衰竭的肾前性、肾性或肾后性原始病因。

(2)患者就诊时往往以近期出现的一般内科常见症状(如头昏、乏力、食欲缺乏、恶心、贫血、血压高)为主诉症状,且对既往患过的疾病漏述,此时如果仅根据上述某一症状不加区分的判断,就主观地认定为消化系统疾病、血液系统疾病或原发性高血压等,而又不能用某一疾病完全解释上述这些症状,没有想到慢性肾衰竭的可能,就有可能发生误诊或漏诊。

(3)病情观察欠仔细:临床上某些肾脏病患者或 65 岁以上的肾功能有自然减退的老年人,由于某些急性肾损害因素如应用肾毒性药物、脱水、心力衰竭或重症感染等,致使肾功能急剧恶化,常误诊为急性肾衰竭。若仔细询问病史及详细观察病情变化,常发现此类患者贫血较重,B 超或 CT 检查常发现双肾不同程度的缩小。

(4)肾活检对于鉴别急慢性肾衰竭非常有价值。

另外,对于慢性肾衰竭患者,应尽可能地查出其基础疾病。

(三)基础疾病的治疗

及时地诊断和治疗慢性肾衰竭的原发病,是处理慢性肾衰竭最重要的关键。有些引起慢性肾衰竭的原发病有治疗价值。在治疗原发病后,纵使是肾脏病变仅有轻微的改善,肾功能可望有一定程度的好转,少数病例甚至可恢复到代偿期的状态,至少也能延缓肾功能的进一步恶化。如镇痛剂肾病停用解热镇痛药、狼疮肾炎控制狼疮活动后,肾功能可望有不同程度的好转,有的甚至可完全逆转。因此,临床医师应高度重视慢性肾衰竭原发病的早期治疗。根据学者近年的临床实践体会,大多数狼疮肾炎经有效治疗后,其所致的慢性肾衰竭可望完全逆转。

三、慢性肾衰竭的早期诊断

在慢性肾衰竭的早期,其原发病诊断较易,这主要是由于 X 线静脉肾盂造影、B 超和肾活检技术的应用。且其危险性小,诊断意义较大,因而有利于原发病的寻找和确立。慢性肾衰竭的晚期,其原发病的确定较为困难,但仍然非常重要。有一些原发病如能去除,仍然有治疗价值。这些原发病包括解热镇痛药肾脏病、近期的梗阻性肾病、狼疮肾炎、肾结核、痛风性肾脏病、全身性坏死性血管炎等。慢性肾衰竭原发病的诊断,除详细地询问病史和细致的体格检查外,实验室检查应包括准确的尿液分析、24 小时尿蛋白定量、尿蛋白圆盘电泳、中段尿培养菌落计数等以了解肾的形态。如有必要,可做 CT 检查。高浓度静脉肾盂造影,在肾功能严重受损时有致肾功能进一步恶化的可能,使用时必须慎重。此外,还应常规地做 X 线胸部检查、心电图和眼底检查。有指征时,应做 ANA、ds-DNA 和 C_3、C_4、C_{H50} 等血清学检查。鉴于慢性肾小球肾炎和慢性间质性肾炎是慢性肾衰竭的主要病因(约占 80%),且后者常为可治性,故应首先予以鉴别。

其鉴别要点如下:①在发生慢性肾衰竭前,慢性肾小球肾炎常先有水肿和高血压病史,而慢性间质性肾炎则常没有,即使已发生肾衰竭,后者的水肿和高血压也较前者为轻。②慢性肾小球肾炎常有大量的蛋白尿,尿沉渣中常有较多的各种类型的管型和红细胞;后者的尿蛋白多为±～+,尿蛋白定量常<1.5 g/24 h,并以小相对分子质量蛋白(β₂-微球蛋白、溶菌酶等)为主要成分(肾小管性蛋白尿),尿沉渣中可有少量白细胞,偶有特征性的白细胞管型。③慢性肾小球肾炎的肾小球滤过功能损害较肾小管功能损害早且明显;而后者肾小管功能损害较早且较明显,往往先于氮质血症出现,如浓缩功能障碍、失盐性肾病、高血氯性酸中毒等。④慢性肾小球肾炎表现为双侧肾对称性缩小,肾盂、肾盏形状仍然正常;而后者双侧或可不对称性缩小,外形不规则,有时可发现肾盂、肾盏变形,有扩张等。有学者曾报道,在慢性肾衰竭的晚期,两者的鉴别较为困难。根据学者多年临床工作的经验,肾衰竭发生前有无水肿和高血压史以及肾的大小和形态对鉴别诊断有较大帮助。

如果诊断为慢性肾炎,首先必须排除继发于全身性疾病的可能,特别是系统性红斑狼疮等风湿性疾病。应详尽地询问病史和进行细致的体格检查。注意是否有原因不明的发热、多发性关节痛、皮疹(特别是红斑和紫癜)和多系统损害。如有可疑,应进一步做血清 ANA、抗 ds-DNA 抗体、找狼疮细胞等检查。若诊断为慢性间质性肾炎,则必须分清:①原发于肾间质的疾病,如慢性肾盂肾炎、肾结核、镇痛剂肾病、高血钙性肾病、慢性重金属中毒性肾病等。有学者曾报道,慢性间质性肾炎多由复杂性慢性肾盂肾炎引起。②继发于其他泌尿系统疾病或全身性疾病,如梗阻性肾脏病、痛风性肾病、多发性骨髓瘤等。大约 90% 的慢性间质性肾炎属可治性,经治疗后可防止或延缓其病情向慢性肾衰竭发展。即使已发生肾衰竭者,其病情恶化也较慢性肾炎缓慢,存活期较长,且其中有些病例经治疗后,可减慢甚至逆转慢性肾衰竭的发展。有学者曾报道,在临床和尸检材料中,有不少慢性间性肾炎被误诊为慢性肾炎,而贻误可以逆转的治疗良机,应引起肾科临床医师的重视。

四、NKF-K/DOQ 对 I 慢性肾衰竭的分期方法及处理原则

(一)分期方法

最近,美国 NKF-K/DOQI 专家组对慢性肾脏病(CKD)的分期方法提出了新的建议。该分期方法将 GFR 正常(≥90 mL/min)的肾病视为 1 期 CKD,其目的是加强对早期 CKD 的认知和对慢性肾衰竭的早期防治;同时将终末期肾脏病的诊断放宽到 GFR<15 mL/min,对晚期慢性肾衰竭的及时诊治有所帮助。显

然,CKD和慢性肾衰竭的含义上有相当大的重叠,前者范围更广,而后者则主要代表CKD患者中的GFR下降的那一部分群体。

(二)处理原则

应当指出,单纯肾小球滤过率轻度下降(GFR60~89 mL/min)而无肾损害其他表现者,不能认为有明确CKD存在;只有当GFR<60 mL/min时,才可按3期CKD对待。此外,在CKD5期患者中,当GFR为6~10 mL/min并有明显尿毒症时,才需进行透析治疗(糖尿病肾病透析治疗可适当提前)。

五、延缓肾衰竭发生的对策

加强早中期慢性肾衰竭的防治,是临床必须重视的重要问题。首先要提高对慢性肾衰竭的警觉,重视询问病史、查体和肾功能的检查,努力做到早期诊断。同时,对已有的肾脏疾病或可能引起肾损害的疾病(如糖尿病、高血压等)进行及时有效的治疗,防止慢性肾衰竭的发生。这是降低慢性肾衰竭发生率的基础工作,也可以称为初级预防。

对轻、中度慢性肾衰竭及时进行治疗,延缓、停止或逆转慢性肾衰竭的进展,防止尿毒症的发生,这是慢性肾衰竭防治中的另一项基础工作。其基本对策如下:①坚持病因治疗,如对高血压、糖尿病肾病、肾小球肾炎等,坚持长期合理治疗;②避免或消除慢性肾衰竭急剧恶化的危险因素;③阻断或抑制肾单位损害渐进性发展的各种途径,保护健存肾单位。对患者血压、血糖、尿蛋白定量、血肌酐上升幅度、GFR下降幅度等指标,都应当控制在"理想范围"。

(一)及时、有效地控制高血压

24小时持续、有效地控制高血压,对保护靶器官具有重要作用,也是延缓、停止或逆转慢性肾衰竭进展的主要因素之一。透析前慢性肾衰竭(GFR≤10 mL/min)患者的血压,一般应当控制在 16.0/10.0 kPa(120/75 mmHg)以下。

(二)ACEI和ARB的独特作用

血管紧张素转化酶抑制剂(ACEI)和血管紧张素Ⅱ受体拮抗剂(ARB)具有良好降压作用,还有其独特的减低高滤过、减轻蛋白尿的作用,主要通过扩张出球小动脉来实现,同时也有抗氧化、减轻肾小球基膜损害等作用。

(三)严格控制血糖

研究表明,严格控制血糖,使糖尿病患者空腹血糖控制 5.0~7.2 mmol/L(睡前 6.1～8.3 mmol/L),糖化血红蛋白(HbA1c)<7%,可延缓患者慢性肾衰竭的进展。

(四)控制蛋白尿

将患者蛋白尿控制在<0.5 g/24 h,或明显减轻微量清蛋白尿,均可改善其长期预后,包括延缓慢性肾衰竭病程进展和提高生存率。

(五)饮食治疗

应用低蛋白、低磷饮食,单用或加用必需氨基酸或 α-酮酸(EAA/α-KA),可能具有减轻肾小球硬化和肾间质纤维化的作用。多数研究结果支持饮食治疗对延缓慢性肾衰竭进展有效,但其效果在不同病因、不同阶段的慢性肾衰竭患者中有差别,需进一步加强研究。

(六)其他措施

积极纠正贫血、减少尿毒症毒素蓄积、应用他汀类降脂药、戒烟等,很可能对肾功能有一定保护作用,目前正在进一步研究中。

第二节 慢性肾衰竭的分期处理

不论何种病因,肾功能受损可以有 3 种情况:肾单位减少;肾单位数目未减少,但单个肾单位功能减退;上述两种兼有。当肾功能失代偿以后,则呈进行性恶化,当肾功能降到相当于正常 20% 左右,临床上出现一系列全身症状,即尿毒症。

一、慢性肾衰竭的分期

(一)肾功能不全代偿期

当肾单位受损未超过正常的 50%(GFR 50～80 mL/min),肾功能因能代偿而不至于出现血尿素氮(BUN)等代谢物质潴留,血肌酐(Scr)能维持正常水平(血肌酐 133～177 μmol/L,1.5～2 mg/dL),临床上无症状。

(二)肾功能不全失代偿期

当肾单位受损超过正常的 50%(GFR 50～20 mL/min),Scr 达 178～442 μmol/L

$(2\sim5\ mg/dL)$，BUN 上升，超过 $7.1\ mmol/L(20\ mg/dL)$，临床出现乏力、轻度贫血、食欲减退等全身症状。

(三)肾衰竭期

Scr 上升至 $443\sim707\ \mu mol/L(5\sim8\ mg/dL)$，BUN 上升至 $17.9\sim28.6\ mmol/L$ $(50\sim80\ mg/dL)$，肌酐清除率降至 $20\sim10\ mL/min$。患者出现贫血、代谢性酸中毒；钙、磷代谢紊乱；水、电解质紊乱等。

(四)尿毒症期

Scr 达 $707\ \mu mol/L(8\ mg/dL)$ 以上，BUN 在 $28.6\ mmol/L(80\ mg/dL)$ 以上，肌酐清除率在 $10\ mL/min$ 以下，酸中毒症状明显，全身各系统症状明显。

二、慢性肾衰竭的分期治疗

无论是尿毒症前各阶段的慢性肾衰竭患者，还是未能获得透析机会的尿毒症患者，非透析治疗可用来缓解症状以延缓病情发展。其优点如下：可用于慢性肾衰竭各阶段，尤其可用于早、中期慢性肾衰竭；易于掌握，使用方便。

非透析疗法主要包括以下诸方面：①维持水、电解质平衡，纠正酸中毒；②营养治疗；③延缓肾衰竭进展的药物治疗；④纠正贫血；⑤中医或中西医结合疗法。

(一)维持水、电解质平衡，纠正酸中毒

1.水、钠平衡失调

没有水肿的患者，不需禁盐，低盐即可。有水肿者，应限制盐和水的摄入。若水肿较重，可试用呋塞米(速尿)20 mg，每天 3 次。已透析者，应加强超滤。若水肿伴有稀释性低钠血症，则需严格限制水的摄入，每天宜为前一天的尿量再加水 500 mL。如果水、钠平衡失调而造成严重情况，对常规的治疗方法无效时，应紧急进行透析治疗。

2.高钾血症

应首先判断该高钾血症是否由于某些加重因素所致，如酸中毒、药物(螺内酯、含钾药物、ACEI)摄入过多。若血钾仅中度升高，应首先治疗引起高血钾的原因并限制再过多从饮食中摄入钾。若出现心电图高钾表现，甚至肌无力，必须紧急处理。10%葡萄糖酸钙 20 mL，缓慢静脉注射；继之用 5%碳酸氢钠 100 mL 静脉滴注；然后用 50%葡萄糖 $50\sim100\ mL$ 加普通胰岛素 $6\sim12\ U$ 静脉注射。经上述处理后，应立即做透析。

3.纠正酸中毒

若酸中毒不严重，可口服碳酸氢钠 $1\sim2\ g$，每天 3 次。二氧化碳结合力低于

13.5 mmol/L,尤其伴有昏迷或深大呼吸时,应静脉补碱,一般先将二氧化碳结合力提高到 17.1 mmol/L,每提高二氧化碳结合力 1 mmol/L,需要 5% 碳酸氢钠 0.5 mL/kg。若因纠正酸中毒而引起低血钙,发生手足搐搦,可给予 10% 葡萄糖酸钙 10 mL 缓慢静脉注射。

4.钙磷平衡失调

慢性肾衰竭患者,常出现低血钙、高血磷,应尽可能维持该两项血清浓度接近正常水平。可限制摄入高磷食物,或用磷结合剂,低蛋白饮食能减少磷摄入。积极使用肠道磷结合药,如进餐时口服碳酸钙 2 g,1 天 3 次,既可降低血磷,又可供给钙,同时还可纠正酸中毒。氢氧化铝凝胶也可作为磷结合剂,但长期服用可发生铝中毒,引起痴呆、贫血、骨病等。在血磷不高时,血钙过低可口服葡萄糖酸钙 1 g,每天 3 次。宜经常监测血清磷、钙水平。保持血清磷、钙于正常水平,可防止继发性甲旁亢和某些肾性骨营养不良症。对于血磷正常,但血钙低、继发性甲旁亢明显者(血 PTH 高、碱性磷酸酶活力高、有骨质破坏),应给予骨化三醇。若磷钙积升高>70,则易发生转移性钙化,不仅会引起内脏、皮下、关节和血管钙化,而且是肾功能恶化诱因之一。

(二)营养治疗

合适的饮食治疗方案,是治疗慢性肾衰竭的重要措施,因为饮食控制可以缓解尿毒症症状,延缓肾单位的破坏速度。

1.低蛋白饮食

(1)低蛋白饮食能使血尿素氮(BUN)水平下降,尿毒症症状减轻。还有利于降低血磷和减轻酸中毒,因为摄入蛋白常伴有磷及其他无机酸离子的摄入。

(2)减慢慢性肾衰竭肾功能的进行性恶化。每天给予 0.6 g/kg 的蛋白质尚可满足机体生理的基本需要,而不至于发生蛋白质营养不良。蛋白质摄入量,宜根据 GFR 做适当调整,GFR 为 10～20 mL/min 者,每天用 0.6 g/kg;GFR>20 mL/min者,可加5 g;GFR<5 mL/min 者,仅能每天用约 20 g。一般认为,GFR 已降至 50 mL/min 以下时,便必须进行适当蛋白质限制。但其中 60% 以上的蛋白质必须是富含必需氨基酸的蛋白质(即高生物价优质蛋白),如鸡蛋、鱼、瘦肉和牛奶等,尽可能少食富含植物蛋白的物质(如花生,黄豆及其制品等),因其含非必需氨基酸多。为了限制植物蛋白摄入,可部分采用麦淀粉作主食,以代替大米、面粉。

2.低蛋白饮食加必需氨基酸疗法

低蛋白饮食加必需氨基酸,使低蛋白饮食可以保持在低水平而不发生氮负平衡,从而达到降低肾小球高滤过的目的,同时可使慢性肾衰竭患者长期维持较好的营养状态。临床上静脉滴注肾脏用必需氨基酸(肾必氨)注射液 250 mL,每天 1 次,7～14 天为 1 个疗程,能收到较好的治疗效果。但须注意两点:一是患者的能量供应充足;二是患者的酸中毒已纠正。

3.低蛋白饮食加酮酸氨基酸治疗

α-酮酸在体内与氨结合成相应必需氨基酸,必需氨基酸在合成蛋白质过程中,可以利用一部分尿素,故可减少血中的尿素氮水平,改善尿毒症症状。α-酮酸本身不含氮,不会引起体内代谢废物增多,但价格昂贵。

4.高热量摄入

摄入足量碳水化合物和脂肪,以供给人体足够的热量,这样就能减少蛋白质为提供热量而分解,故高热量饮食可使低蛋白饮食的氮得到充分的利用,减少体内蛋白库的消耗。热量每天约需 125.6 J/kg(30 kcal/kg),消瘦或肥胖者宜酌情予以加减。为了能摄入足够的热量,可多食用植物油和食糖。如觉饥饿,可食甜薯、芋头、马铃薯、苹果、马蹄粉、怀山药粉、莲藕粉等。食物应富含 B 族维生素、维生素 C 和叶酸。也可给予片剂口服补充。胰岛素加 50％葡萄糖 200 mL 静脉滴注。

5.其他疗法

(1)钠的摄入:除有水肿、高血压和少尿者要限制食盐外,一般不宜加以严格限制。因为在 GFR＜10 mL/min 前,患者通常能排出多余的钠,但在钠缺乏时,却不能相应地减少钠的排泄。

(2)钾的摄入:只要尿量每天超过 1 L,一般无须限制饮食中的钾。

(3)给予低磷饮食,每天不超过 600 mg。

(4)饮水:有尿少、水肿、心力衰竭者,应严格控制进水量。但对尿量＞1 000 mL 而又无水肿者,则不宜限制水的摄入。

(三)控制全身性和/或肾小球内高压力

全身性高血压会促使肾小球硬化,故必须控制。首选 ACEI 或血管紧张素 Ⅱ受体拮抗剂。肾小球内高压力也会促使肾小球硬化,故虽无全身性高血压,也宜使用上述药,以延缓肾功能减退。

近年研究证实,ACEI 具有降低血压、减少尿蛋白和延缓肾功能恶化的肾脏保护作用。后两种作用除通过对肾小球血流动力学的特殊调节作用(扩张入球小动脉和出球小动脉,但对出球小动脉扩张作用强于入球小动脉)降低肾小球内高压力、高灌注和高滤过外,并能通过其非血流动力学作用(抑制细胞因子、减少蛋白尿和细胞外基质的蓄积)达到减缓肾小球硬化的发展和保护肾脏的作用。但肾功能不全患者应用 ACEI 要防治高血钾。血管紧张素Ⅱ受体拮抗剂的实验研究和已有的临床观察结果显示它具有与 ACEI 相似的肾脏保护作用。最近有报道认为,长效二氢吡啶类钙通道阻滞剂(如氨氯地平)和氢吡啶类钙通道阻滞剂(如维拉帕米)都具有一定的延缓肾功能恶化的作用。

(四)纠正贫血,提高生活质量

对于慢性肾衰竭患者应尽可能设法提高其生活质量。特别是老年患者,贫血往往是症状的主要原因。纠正贫血,患者症状可明显好转,特别是心功能有所改进,生活质量有所提高,食欲有所改善。对没有条件使用红细胞生成素者,如果血红蛋白＜60 g/L,则应予小量多次输血。输血有感染肝炎等的危险,且能抑制骨髓生成红细胞等不良反应。研究证实有缺铁者应补充铁剂,血液透析者较常有缺铁,可给予口服硫酸亚铁 0.3 g,每天 3 次;补充叶酸 10 mg,每天 3 次。

红细胞生成素治疗肾衰竭贫血,其疗效显著。当血细胞比容(HCT)＜0.3时,应开始使用红细胞生成素。若每月 Hb 增加＜10 g/L 或 HCT 增加＜0.03 时,红细胞生成素每次用量为 50 U/kg,每周用 3 次,除血液透析患者静脉较方便外,其他患者均应皮下注射。每月查一次 Hb 和 HCT,若每月 Hb 增加＜10 g/L 或HCT 增加＜0.03,则须增加红细胞生成素的每次剂量25 U/kg,直至 Hb 上升至120 g/L 或 HCT 上升至 0.35,则可用维持量;若每周2 000 U,然后根据情况调整。

缺铁、感染、营养不良是红细胞生成素疗效不佳的常见原因。缺铁是由于造血的骨髓对铁的需求量增加。为满足新的血红蛋白生成,当血清铁蛋白下降至30 ng/mL 以下,转铁蛋白饱和度＜20%,应该予以铁剂补充。红细胞生成素的不良反应主要是高血压、头痛和偶有癫痫发作。严格控制 Hb 或 HCT 上升速度和水平,可减少甚至避免红细胞生成素的不良反应。

(五)肾性骨营养不良症的治疗

积极减少磷潴留,在肾衰竭早期就应采取降磷措施,可防止大部分患者发生继发性甲旁亢和尿毒症性营养不良症,对骨软化症可给予活性维生素 D_3 口服或肌内注射,疗效颇佳;对尿毒症性骨病所伴发的肌病性肌无力,以及纤维性骨炎也有一定疗效,饮食中补充钙对治疗低钙血症有效。在治疗中,要密切监测血磷和血钙,防止钙、磷乘积＞70,以免发生异位钙化,甲状旁腺次全切除对异位钙化和纤维性骨炎有效。

(六)高脂血症和高尿酸血症

高脂血症的治疗与一般高血脂者相同,非诺贝特 100 mg,每天 1 次,辛伐他汀 200 mg,每天 1 次。高尿酸血症通常不需治疗,但若发生痛风,则予以别嘌醇 0.1 g,每天口服一次。

(七)中医或中西医结合疗法

在西医治疗基础上,进行辨证论治地加用中药,有一定疗效。主证为脾肾气虚者,可用参苓白术散合右归丸加减;肝肾阴虚者,可用知柏地黄丸加减;气阴俱虚者,可用大补元煎加减;阴阳俱虚者,可用济生肾气丸加减。兼证有湿浊者,在治本方中加化湿泄浊药;有瘀血者,加活血化瘀药。但在上述所有方剂中,均一律加入大黄(后下)9～12 g,并随患者的个体差异性进行剂量调节,务使每天排软便 2～3 次。研究表明大黄能延缓慢性肾衰竭的进展。其机制如下:①抑制系膜细胞及肾小管上皮细胞的增生;②减轻肾受损后的代偿性肥大,抑制残余肾的高代谢状态;③能纠正肾衰竭时的脂质紊乱;④能供给一些必需的氨基酸。

目前临床上常用的中药冲剂和胶囊制剂(如尿毒清冲剂 5 g,每天 4 次,肾衰宁胶囊 5 粒,每天 3 次)均具有通腑泻浊作用,长期服用可降低 BUN 和 Scr。西药中有氧化淀粉吸附剂、药用炭、甘露醇粉口服剂可供临床选用。

(八)其他疗法

(1)糖尿病肾衰竭患者随着 GFR 不断下降,必须相应调整胰岛素用量,一般应逐渐减少并首选短效制剂。

(2)高尿酸血症通常不需药物治疗,但如有痛风,则予以别嘌醇 0.1 g,每天口服 1～2 次。

(3)皮肤瘙痒:口服抗组胺药物,控制高磷血症及强化透析,对部分患者有效。

(九)尿毒症的替代治疗

当慢性肾衰竭患者有明显尿毒症临床表现,经治疗不能缓解时,则应进行透析治疗。对糖尿病肾病者,可适当提前安排透析。血液透析和腹膜透析的疗效相近,但各有其优缺点,在临床应用上可互为补充。但透析疗法仅可部分替代肾的排泄功能(对小分子溶质的清除仅相当于正常肾脏的 10%～15%),而不能代替其内分泌和代谢功能。患者通常应先做一个时期透析,待病情稳定并符合有关条件后,可考虑进行肾移植术。

第三节 血液净化疗法原理

一、血液净化简史

血液净化是 20 世纪医学史上最新成就之一,是一门年轻的边缘学科,属于一个进展较快的跨学科领域。血液净化的作用已远远超出了前人提出的单纯清除血液中有害溶质的概念,而同时具有对其他维持生命的重要器官功能的支持作用及调整机体内环境平衡的作用。治疗对象也从单纯的肾脏病领域扩展到临床各科,属于治疗学领域的一个突破性进展。

血液净化包括了现有的各种血液净化技术,是很多治疗方法的总称。基本过程均包含:把患者血液引出体外并通过一种净化设施(血液透析器、血液滤过器、血液灌流器和血浆滤过器等),从中除去其中某些致病物质,净化血液,达到治疗疾病的目的。主要包括血液透析、血液滤过、血液透析滤过、血液灌流、血浆置换和腹膜透析等。而且,血液净化疗法是在血液透析基础上发展起来的。

近年来,世界各国救治的急、慢性肾衰竭患者的数量逐年增加,治疗质量及目标逐年提高。血液透析的目标已经由 20 世纪 60 年代的维持患者存活,过渡到个体化及充分透析,并且透析膜生物相容性正在被逐步改进,进一步提高患者生存质量和社会回归率。2000 年,全球慢性肾衰竭维持血液透析患者为106.5 万人,目前依靠透析维持生命的人口已达到 200 万人,5 年存活率已超过 80%,每年透析患者的病死率为21%~23%。

19 世纪中叶,苏格兰化学家 Tomas Graham 首次提出透析(dialysis)的概念,"dia-"具有"通向对面"的意思,"-lysis"具有"分离"的意思。关于弥散和渗透的定义已成为血液透析经典理论基础。但是他并未将透析应用于临床。1913 年。美国 Johns Hopkins 医学院 John Abel 等,第一次应用火棉胶制成了管状透析器,并首次命名为人工肾脏。用水蛭素作抗凝剂,第一次对活体动物进行弥散实验,并取得满意结果,标志着血液透析事业的开始。

第一次世界大战的发生促进了血液透析的研究。由战伤导致的急性肾衰竭患者数量增加,促使欧洲各国相继开展了人工肾的研究。1923 年,德国人 Haas第一次将透析应用于临床,仅进行 15 分钟,虽然没有取得治疗效果,但在人体进行了首次实践,为今后发展打下了良好的基础,并提出"血液净化"这一术语,推动了血液透析的发展。20世纪30年代后期,荷兰学者Kolff研制成第一台转鼓式人工肾,并于20世纪40年代初先后治疗15例急性肾衰竭患者,仅存活1例。成为全世界透析历史上的第一个里程碑。Kolff因此被誉为"人工肾之父"。

1953年,Engelberg研制改良型蟠管透析器成功;1955年,Kolff进一步研制双蟠管型人工肾成功,透析面积为1.8 m^2,尿素清除率140 mL/min,并应用于急性肾衰竭和药物中毒的治疗,由美国Travenol公司批量生产。1947年,Mac-Neill和Skeggs先后报道了平流型透析器。1960年,挪威Kill研制平板型透析器成功,即Kill型平板透析器,促进了血液透析的发展及普及,一直沿用至20世纪70年代初。随后,瑞典学者将Kill透析器改良成为小型多层平板透析器,又称积层型透析器。1967年,Lipps把醋酸纤维拉成直径200 μm的空心纤维,将800~10 000根纤维装在一个透析器硬壳内,这就是全世界第一支空心纤维透析器。它的优点是体积小、透析效率高、脱水能力强,瞬时风靡世界,现有200多种类型,一直沿用至今。

由于血管通路没有解决,加上一次治疗的血液预充量很大,只能对经过高度选择的极少数急性肾衰竭患者进行临时性透析。1949年,瑞典Alwall做透析动物试验,把兔的颈动脉和颈静脉用硅化玻璃管做成外分流。直至1960年,美国Quinton和Scribner设计的动静脉外瘘问世,用两根聚四氟乙烯管分别插入桡动脉和头静脉,非透析时两个管子连接,透析时分开,分别连接体外循环的动、静脉管道。这是血液透析史上的突破性进展,标志着慢性透析成为现实。从此开创了利用间歇性血液透析(intermittent hemdialysis,IHD)治疗肾衰竭的新时代,患者生存时间得以延长数周甚至数个月。1966年,Brescia和Cimino等创建永久性血管通路-动静脉内瘘,这是透析史上重要的里程碑。因此很快推广至全世界,使患者生存时间延长至数年。

我国血液透析最早开始于1957年,吴阶平教授等在唐山成功救治了急性肾衰竭患者。1972年正式启用血液透析治疗慢性肾衰竭。1988年在深圳召开了第一届全国性血液净化会议,并成立了中国透析移植协会(CDTA),中国生物医学工程学会也组建了人工器官分科学会人工肾专业组。现在全国多数省市建立了血液净化专业组。至20世纪90年代,血液透析技术有较大的进步。近年来,中国血液透析事业得到蓬勃发展,拥有30台以上血液透析机的透析中心不断涌现,在国内部分地区也开展了国际的透析新理论、新技术及基础研究。2010年3月,在国家卫生健康委员会领导下,中华医学会肾脏病分会编制、出版了《血液净化标准操作规程(2010版)》。该规程的出版促进了我国血液净化治疗的规范化和标准化,提高了治疗水平,提高了医疗质量和安全保障水平。

CKD 患者数量每年都在逐步增加,仅在美国已达到 400 000 人。每年花费超过 300 亿美元。而在全世界,近 10 年用于治疗 CKD 患者的费用高达 1 万亿美元。当前 CKD 患者的病死率仍然居高不下,相当于乳腺癌、结肠癌及前列腺癌的病死率的总和。目前,我国慢性肾脏病患者超过总人口数的 10%,接受血液净化的患者有 10 万～15 万,而急需进行此项治疗的患者人数超过 100 万。据国外统计学显示,维持性血液透析患者原发病因中,年龄<50 岁组前 3 位,分别为狼疮肾炎、高血压肾损害和过敏性紫癜性肾炎,年龄>50 岁组前 3 位,分别为糖尿病肾病、高血压肾损害、高尿酸血症肾病。而原发性肾小球疾病仍是中国终末期肾病患者的首要病因,其中 IgA 肾病比例较大。

如何提供更有效的技术支持以保障尿毒症的患者维持较高的生活质量是每一个血液净化医务工作者面临的挑战。从事血液透析的医师不仅要治疗尿毒症等疾病及相关血液净化的疾病,而且要设法改善患者的生存质量让患者回归社会。在日常工作中,根据患者的具体情况,设定个体化最佳透析剂量,提高透析质量,使终末期肾病患者保持最好的生活质量。

人工肾和其他任何一种人工器官一样,不可能完全达到生物器官本来的功能,只是起到部分替代的作用。比如人工肾只能排泄水分和部分代谢产物,调节电解质和酸碱平衡。在对水的排泄过程中,排泄量不能像真正的肾脏一样精确,而且排泄过程中会有各种并发症出现,不能达到肾脏排泄时的生理状态。对于代谢产物的排泄,也就是通常所说的毒素,更是种类和数量均有限,绝对不能和肾脏的排泄功能同日而语。所以长期透析患者势必会有各种远期并发症发生,这些并发症大多数与代谢产物相关联,长期过度蓄积必然产生组织和器官病变。至于内分泌功能,人工肾根本没有这种功能,要依靠规律补充人工合成或基因重组的红细胞生成素、活性维生素 D 等才能弥补这种缺陷。这样的补充无法适应机体自身的生理调节机制,补充的量和正常的生理反馈均无法达到最佳状态。

人工肾即使有这样那样的不足存在,但是它的出现仍旧具有划时代的意义,可以认为是医学史上的伟大里程碑。毕竟人工肾的出现挽救并延续了众多肾衰竭患者的生命。近年来,人们在血液透析和血液滤过的理论和技术结合基础上,发展了一些短时高效血液净化方法,同样也不能取代常规血液透析。人工肾今后将从两个方面发展:一是有关透析膜。透析器重要的功能部分是透析膜,故研制一些生物相容性更好、能选择性清除或吸附某些毒素及具有抗凝特性的透析膜是非常必要的。这在不久的将来会成为现实。二是在机器方面,随着电子技术的发展,血液及透析液的监视装置不断更新换代,更趋于准确、安全和自动化、智能化。便携式人工肾已经问世。维持性血液透析治疗依赖于一台无法移动的机器,对患者来说十分不便。从 20 世纪 80 年代以来,Shaldon 等人就致力于研究佩戴式或便携式人工肾系统(wearable artificial kidney,WAK)。早年,Muriasco 和 Shettigar 报道的 WAK 装置过于庞大,且工作效率低下,缺乏有效和安全的控制。但是随着纳米技术和微型化时代的来临,才真正使得 WAK 的主要装置的精确度和安全性得到保证。目前 WAK 系统正处于研发阶段。其研究重点集中于如何提高仪器的性能和可靠性、安全性。要求 WAK 系统必须足够的小巧和轻便,符合人体工效学的需求,操作的界面方便,可以摆脱外接电源的限制。WAK 治疗面临最大挑战是如何建立合适的血管通路。静脉插管和经皮血管通路是导致常规透析患者感染和中心静脉狭窄的高危因素。要降低感染的发生率,必须找到新的体外循环方法。为了在不使用或使用少量抗凝药物的情况下,保证透析通路维持数小时或数天的完全通畅,则需要使用全新的、不易导致血栓的生物材料或表面涂有抗凝物的生物材料。而新型的口服抗凝药物可以直接抑制 Ⅹa 因子或凝血酶,从而使得在 WAK 治疗过程中无须另外给予抗凝剂。另外,佩戴式人工肾的研究现状是需要建立专门的透析中心和配备专业的透析医师。随着新的 WAK 技术出现,可以摆脱老旧的传统模式,让终末期肾功能不全的患者实时享受高流量的透析治疗,从而节省大量的人力、物力及财力。

二、血液净化原理

血液透析(hemodialysis,HD)是通过生物物理机制,完成对血液中应清除的代谢废物、毒物、致病因子以及水、电解质的传递和清除,达到内环境的平衡。其基本原理是通过弥散、对流及吸附清除血液中各种代谢废物,通过超滤和渗透清除体内潴留的水分,同时纠正电解质和酸碱失衡,使透析患者机体内环境接近正常,从而达到治疗目的。

不同血液净化装置(如透析器、滤过器、灌流器)的主要传质过程的原理是不同的。主要包括以下 4 个物理过程。

(一)弥散

弥散是血液透析时清除溶质的主要机制。溶质溶于溶剂形成溶液的过程是一个溶质均匀分散到溶剂中的过程。只要溶质在溶剂中浓度分布不均一,即存在浓度梯度,溶质分子与溶剂分子的热运动就会使溶质分子在溶剂中分散趋于均匀。这种现象(传质)称为弥散。

1. 弥散过程关系式

弥散过程遵守物理学中的 Fink 定律，其关系式如下：

$$J = DA \times (\Delta C / \Delta x)$$

J 代表溶质 i 的弥散通量。D 代表溶质的扩散系数，单位为 cm^2/s，在一定温度下，溶质与溶剂有特定扩散参数。A 代表弥散面积，ΔC 代表浓度梯度，Δx 代表溶质进行转运的距离。Fick 定律描述了在某距离内，溶质的弥散通量与弥散面积及浓度梯度成正比。

溶质的这种弥散现象，不仅在均匀的溶剂中存在，在不同的溶剂间也存在，比如使用一个半透膜（能通透溶质和溶剂的膜）将溶质分隔成两部分，溶质也能跨膜从高浓度侧向低浓度侧弥散。透析过程即为这样一个跨膜弥散过程，通过膜的溶质交换是双向性的，血液中的代谢废物向透析液侧移动，从而减轻尿毒症症状；透析液中钙离子和碱基移入血液中，以补充血液中的不足。

2. 影响弥散的因素

(1) 通透性：膜的固有特性，取决于膜孔大小、总面积和膜的厚度。降低透析器空心纤维的厚度，有利于提高透析效率和缩短透析时间。具有较高的通透性，溶质和溶剂能快速通过的膜，称为高通量膜。由这种膜制成的透析器，称高通量透析器。

(2) 膜表面积：膜的溶质弥散率与膜表面积成正比。膜表面积越大，弥散效率越高。应注意在跨膜压作用下，膜面积会发生变化，影响溶质的清除率。空心纤维透析器膜变形较小，膜面积在透析时变化不大。

(3) 溶质浓度梯度：溶质弥散率与膜两侧的浓度梯度成正比。为了维持尽可能大的浓度梯度，需将弥散的溶质迅速移出，因而要求透析液的流速要快，通常为 500 mL/min。透析液流动方向与血流方向相反，形成对流，可使透析器内血液与透析液之间保持最大溶质浓度差。

(4) 溶质相对分子质量：溶质弥散率与相对分子质量成反比。相对分子质量越大，运动速度越慢。因此，小分子溶质运动速度快，跨膜弥散的速度也快。尿素的相对分子质量为 60，有效清除率为 70%，而肌酐相对分子质量为 113，有效清除率为 50%。

(5) 溶液的温度：温度越高，分子热运动越快，弥散速度越快。

(6) 溶质的蛋白结合率：溶质通过透析膜弥散的量依赖于血浆中游离部分所占的比例，也就是溶质在血浆中的浓度。同时也取决于游离部分自清蛋白结合池的补充速度，即蛋白结合部分转换成游离部分的速率。

(7)血液与透析液流量:增加血液流率,改进血液侧流动状态,有助于降低血液侧的传质阻力。在相同透析液流量情况下,增加血流量可增加小分子溶质的清除率。增加血液和透析液流量,可最大限度地保持溶质的浓度梯度差,降低滞留液体层厚度,减少膜阻力,常规血液透析的透析液流量是血流量的 2 倍,最有利于溶质的清除。

(二)对流与滤过

对流是指在力学强度差作用下,溶质伴随溶剂一起移动通过半透膜,涉及溶质、溶剂或整个溶液传质过程。溶质能和溶剂一起移动,是摩擦力作用的结果,不受溶质相对分子质量和其浓度梯度差的影响。跨膜的动力是膜两侧的静水压差,即所谓溶质牵引作用。血液中的水分在负压吸引下由血流侧对流至滤过液侧,这样一个跨膜对流传质的过程称为滤过。血液透析和血液滤过时,水分从血液侧向透析侧或滤液侧超滤,同时携带水分中的溶质通过透析膜。超滤液中的溶质转运就是通过对流的原理进行。

影响对流的因素包括以下几项。

(1)超滤率(UFR):溶质对流转运与 UFR 成正比。

(2)溶质浓度:对流转运与溶质浓度成正比。

(3)筛选系数:是反映物质在超滤时可被滤过膜清除的比例。它是超滤液中溶质的浓度除以其血液中的浓度。因此,对流清除溶质的效果主要由超滤率和膜对此溶质的筛选系数决定。S=1,表示膜完全不限制溶质通过,溶质在超滤液和血浆中浓度相等;S=0,表示溶质完全不能通过;S=0.5,表示溶质可通过 1/2,即超滤液中的浓度是原溶液的一半。

筛选系数与膜孔径、溶质分子大小和构型以及膜和溶质的电荷有关。相对分子质量较大溶质的筛选系数降低,通过对流清除的比例相对增多。对流清除可导致弥散清除降低,特别是相对分子质量较大的溶质。筛选系数还随着超滤率改变而改变,UFR 低,筛选系数升高,表示膜的阻力较小;反之,UFR 高,筛选系数降低,表示膜的阻力增加。

对于血液滤过来讲,不同的补液方式对对流传质速率也有影响。前稀释方式的对流传质速率明显地高于后稀释方式,但由于溶质浓度低,总清除率仍低于后稀释。同时血液滤过中的溶质对流传质是溶质随着水的滤过而同时进行,膜两侧溶质的浓度基本相等,因此它对小分子物质的传质相对血流透析而言速率较低,而对中分子物质的传质速率相对较高。在整个血液滤过过程中,一般极少有弥散传质现象发生。

(三)吸附

吸附是通过正负电荷的相互作用或范德华力,和透析膜表面的亲水性基团选择性吸附某些蛋白质、毒物及药物(如 β_2-微球蛋白、补体、炎性介质、内毒素等)。所有透析膜表面均带负电荷,膜表面负电荷量决定了吸附带有异种电荷蛋白的量。若将材料制成具有丰富孔道结构的球形吸附剂,形成相当大的比表面,一般采用微囊进行包膜。血液中的溶质直接与其接触到达吸附剂表面,经弥散通过微囊膜进入吸附剂的大、中孔道,最后才进入微孔,在静电作用或范德华力作用下被吸附。

血液和吸附剂直接接触,溶质分子通过生物亲和力、静电作用力和范德华力被吸附剂吸附的过程称为血液灌流。

另外,膜的亲水性越低,吸附的蛋白量越大。在血液透析过程中,血液中某些异常升高的蛋白质、毒物和药物等选择性地吸附于透析膜表面,使这些致病物质被清除,从而达到治疗的目的。

参 考 文 献

[1] 王晨琛.实用临床肾内科学[M].哈尔滨:黑龙江科学技术出版社,2020.

[2] 徐元钊.肾脏疾病诊断与治疗[M].上海:上海科学技术文献出版社,2020.

[3] 马国英.临床肾内科疾病诊疗技术[M].长春:吉林科学技术出版社,2019.

[4] 张嵘嵘.肾脏疾病临床诊疗进展与实践[M].昆明:云南科技出版社,2020.

[5] 李兆军.肾内科疾病临床诊断与治疗实践[M].长春:吉林科学技术出版社,2019.

[6] 刘伏友,孙林,刘虹,等.临床肾脏病学[M].北京:人民卫生出版社,2019.

[7] 邢利.现代肾内科疾病诊治学[M].沈阳:沈阳出版社,2020.

[8] 李顺民.现代肾脏病学[M].北京:中国中医药出版社,2019.

[9] 林善锬.现代肾脏病临床前沿焦点[M].上海:复旦大学出版社,2021.

[10] 张昆.肾内科疾病诊疗学[M].长春:吉林大学出版社,2019.

[11] 余毅,王丽萍.肾内科医师查房手册[M].北京:化学工业出版社,2019.

[12] 王少清,汪力.慢性肾脏病管理理论与实践[M].成都:四川大学出版社,2021.

[13] 王晨丹.肾脏病基础与临床[M].北京:科学技术文献出版社,2019.

[14] 卢雪红.现代肾内科综合诊治与血液净化[M].北京:科学技术文献出版社,2019.

[15] 曹伟波.临床肾内科疾病诊治与血液净化[M].哈尔滨:黑龙江科学技术出版社,2021.

[16] 樊文星.肾内科疾病综合诊疗精要[M].北京:科学技术文献出版社,2020.

[17] 高克彬.实用肾内科常见病与血液净化[M].北京:科学技术文献出版社,2019.

[18] 徐元钊.肾衰竭尿毒症诊断与治疗[M].上海:上海科学技术文献出版社,2020.

[19] 李俊.慢性肾脏病诊治新进展[M].昆明:云南科技出版社,2019.

[20] 渠风琴.肾内科疾病临床诊治与新进展[M].天津:天津科学技术出版社,2019.

[21] 刘华锋.慢性肾脏病防治实用手册[M].北京:人民卫生出版社,2020.

[22] 孙红.实用肾内科疾病护理思维与实践[M].昆明:云南科技出版社,2019.

[23] 王兴虎.肾脏内科疾病诊治精要[M].长春:吉林科学技术出版社,2019.

[24] 夏术阶,王翔,徐东亮.肾肿瘤与肾囊肿[M].北京:中国医药科技出版社,2020.

[25] 王丰军.实用肾内科学[M].长春:吉林科学技术出版社,2018.

[26] 王长安.现代肾脏病学[M].天津:天津科学技术出版社,2018.

[27] 赵海芳.现代肾脏病学基础与血液净化[M].天津:天津科学技术出版社,2020.

[28] 魏明刚.肾脏病的基础与临床研究[M].苏州:苏州大学出版社,2018.

[29] 陈香美,蔡广研,刘述文.肾脏病科临床路径[M].北京:人民军医出版社,2018.

[30] 谌贻璞.肾脏内科诊疗常规[M].北京:中国医药科技出版社,2020.

[31] 左力,王宓,隋准,等.慢性肾脏病管理手册[M].北京:人民卫生出版社,2018.

[32] 关怀,谭菲,孙丽萍.肾内科临床诊治要略[M].上海:上海交通大学出版社,2018.

[33] 刘书艳,贾志英,米亚静.依那普利联合氢氯噻嗪治疗小儿急性肾小球肾炎疗效及对血清 IL-18 和 sFas/sFasL 水平的影响[J].实验与检验医学,2021,39(3):581-584.

[34] 杨建兵,杨玉凤,刘迎九.血液透析、血液透析滤过与高通量血液透析治疗老年终末期肾病的效果对比[J].当代医药论丛,2020,18(13):63-65.

[35] 杨黎宏,杨晋辉.肝肾综合征门体循环失衡的机制与治疗[J].临床肝胆病杂志,2021,37(12):2770-2773.

[36] 黎雪琳,苗芸.多囊肾囊内感染与肾移植[J].器官移植,2021,12(2):244-248.

[37] 杨鹏凤,梁伟翔,冯梓燕,等.超声造影在移植肾动脉狭窄诊断及疗效监测中的应用[J].肾脏病与透析肾移植杂志,2021,30(1):43-48.